Sabine Seyffert

Viele kleine
Streichelhände

Illustrationen von Susanne Szesny

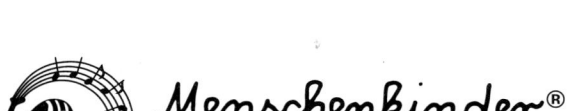

Meinen Töchtern
Finja und Pina

7. Auflage 2007
Menschenkinder Verlag, 48157 Münster
Alle Rechte vorbehalten. Nachdruck – auch
auszugsweise – nur mit Genehmigung des Verlages.
Redaktion: Jutta Nymphius, Ratingen
Druck: Schätzl Druck & Medien, Donauwörth
Typographie: Thomas Nufer, Münster
Printed in Germany 2007
ISBN 978-3-89616-064-6

Die Deutsche Bibliothek - CIP-Einheitsaufnahme

Viele kleine Streichelhände : Massagen und
Entspannungsübungen mit Spielgeschichten /
Sabine Seyffert. (Ill. Susanne Szesny). -
Münster : Menschenkinder, 2002
ISBN 3-89516-064-4

Inhalt

Für Körper und Seele 6

Einleitung

Massieren heißt berühren 8
Eine entspannte Atmosphäre schaffen 9
Aromaöle 10

Durchführung

Einführende Übungen 12
- Mein kleiner Buntspecht 13
- Guten Morgen, liebes Gesicht! 15
- Ein großer Klumpen Ton 17
- Der Tanzbär auf dem Tennisball 19
- Schönen guten Morgen 21

Der Kopf und das Gesicht 23
- Beim Friseur 24
- Meine Augen sind sooo müde 26
- Die Regenbogenhexe 29
- Ohren wie ein Luchs 32
- Der kleine Spatz 34

Die Arme und die Hände 36
- Hände modellieren 37
- Ich streich dir alle Schmerzen aus den Armen 41

Der Rücken und der Bauch 43
- Schönes Wetter - schlechtes Wetter 44
- Still ganz still 46
- Kleines Kätzchen 48
- Auf der Autobahn 49
- Sanfte Bauchmassage 51

Die Beine und die Füße 52
- Mein Fuß - dein Fuß 53
- Ein schrecklich nettes Knuddelmuddel 54
- Der Pinguin, der zuviel Schlittschuh lief 56

Abschließende Übung 58
- In der Waschanlage 59
- komm, laß dich verwöhnen 61
- Im Traumland 62

Für Körper und Seele

Wir alle wissen aus eigener Erfahrung, wie wichtig liebevoller Körperkontakt ist. Die körperliche Nähe zu einem geliebten Menschen vermittelt uns das Gefühl von Zuneigung, Wärme und Geborgenheit und läßt uns innehalten und zur Ruhe kommen. So haben körperliche Berührungen auch immer Auswirkungen auf unser seelisches Wohlbefinden.

Bei meiner Arbeit im Kindergarten konnte ich immer wieder feststellen, daß gerade die sogenannten „Unruhestifter" unter den Kindern schneller zur Ruhe finden, wenn man mit ihnen Massagen oder Übungen zur Körperwahrnehmung durchführt. Es fällt insgesamt auf, wie sehr bereits Kinder Entspannung und Ruhe nötig haben. In der heutigen Zeit, die leider überwiegend von Streß, Hektik und Unruhe beherrscht wird, bleibt weder Kindern noch Erwachsenen genügend Raum für Berührungen, zum Träumen, Entspannen und Abschalten. Entgegen vieler Vorbehalte von seiten der Eltern und vieler Pädagoginnen sind Kinder jedoch sehr offen für Entspannungsübungen und nehmen gern und bereitwillig daran teil.

Die Massagen und Übungen in diesem Buch werden jedem Kind helfen, seinen Körper besser kennenzulernen, mit ihm vertrauter zu werden und liebevoll mit ihm umzugehen. Durch den Aufbau eines Körperbewußtseins wird es den Kindern gelingen, eventuelle Hemmungen zu überwinden und ein positives Selbstbild zu erlangen. Da sich bei den vorgestellten Übungen die Kinder auch gegenseitig massieren, werden sie anderen gegenüber aufmerksamer und einfühlsamer. Sie bemühen sich, die Körpersprache des anderen zu verstehen und auf dessen Vorlieben oder Abneigungen einzugehen und Rücksicht zu nehmen. Werden die Massagen und Übungen in einer festen Gruppe wie beispielsweise im Kindergarten durchgeführt, stärken sie das Zusammengehörigkeitsgefühl, verbessern die Beziehungen untereinander und schaffen insgesamt eine harmonische Atmosphäre. Und nicht zuletzt ist die Förderung des Körperbewußtseins eine ideale Vorbereitung auf viele Entspannungstechniken, die die Kinder vielleicht später erlernen und anwenden möchten.

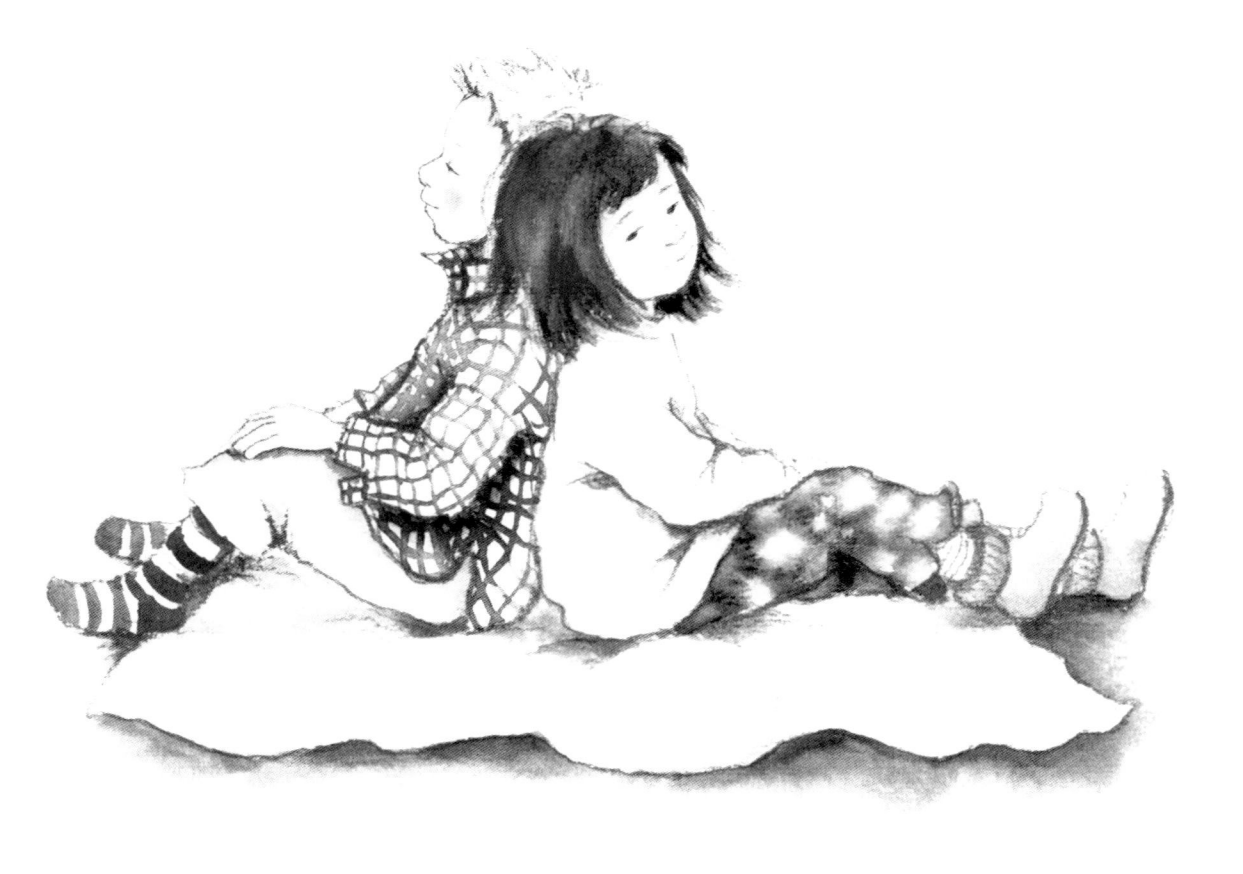

Viele Menschen spüren ihren Körper bewußt erst dann, wenn er „versagt", nicht mehr „funktioniert" und die gewünschten Leistungen erbringt. Oft ist es ein langer, mühsamer Weg, diesen Menschen dabei zu helfen, ihren Körper Stück für Stück wiederzuentdecken und liebevoller mit ihm umzugehen. Das Buch möchte helfen, dem vorzubeugen und es erst gar nicht so weit kommen zu lassen. Den Kindern und auch den teilnehmenden Erwachsenen soll es ruhige, harmonische Momente schenken, die wieder neue Kraft für den Alltag geben.

Ein gutes Gelingen wünscht Ihnen

Ihre Sabine Seyffert

Einleitung

Massieren heißt berühren

Es soll in diesem Buch nicht darum gehen, einzelne Massagetechniken gezielt zu erlernen und einzusetzen. (Daher gilt auch die generelle Regel: Kranke Kinder, insbesondere, wenn sie unter Entzündungen leiden, werden nicht massiert! Denn dazu sind unbedingt spezielle therapeutische Kenntnisse erforderlich, die aber nicht Anliegen dieses Buches sind.) Massieren von und mit Kindern bedeutet hier vielmehr, sich behutsam einander anzunähern, sich wohl miteinander zu fühlen und so zu einer tiefen Entspannung zu gelangen. Dazu passen meist langsame, langgezogene Massagebewegungen, die lediglich einen sanften Druck ausüben. Die kindliche Muskulatur ist noch nicht so ausgebildet wie die eines Erwachse-nen, und sie sollte nicht wie bei der Erwachsenenmassage heftig geknetet und systematisch durchgewalkt werden. Leichte Schüttel-, Klopf- oder Kreisbewe-gungen können ggf. helfen, verkrampfte Muskulatur zu lockern und aufnahme-bereiter für die darauffolgenden Massagen zu machen. Manche der vorgestellten Übungen kommen jedoch auch ganz ohne Bewegungen der „massierenden" Hände aus, denn einfach nur einmal einen Körperteil des anderen sanft zu berühren und sicher zu halten, kann auch schon das wunderbare Gefühl des Geborgen- und Angenommenseins vermitteln und zur Entspannung verhelfen.

Massage nach diesem Verständnis erproben Sie und die Kinder am besten während der Übungen selbst. Die Kinder, die jeweils massiert werden, signalisie-ren in der Regel sehr deutlich, was ihnen gefällt oder nicht, welche Bewegungen zu heftig sind oder welche vielleicht nur kitzeln. Sie spüren intuitiv, welche Berührungen ihnen guttun und welche ihnen Unbehagen verursachen. Es geht also in der Hauptsache darum, den anderen einfühlsam zu beobachten und sich auf ihn einzulassen. Die Übungen in diesem Buch sind als praktische Anregun-gen und Anleitungen für solcherlei Erfahrungen zu verstehen.

Alle vorgestellten Massagen erzählen jeweils eine kleine Geschichte. Für die Kinder werden die Übungen dadurch spannender und lebendiger, denn ihre Vorstellungskraft wird angesprochen und miteinbezogen. Die Geschichte hält die Kinder bei der Sache und macht ihnen zudem schnell deutlich, wie die einzelnen Massagebewegungen ausgeführt werden sollen. Denn wenn beispielsweise die Hände, die den Kopf des anderen Kindes massieren, zu einem kleinen Spatzen-kind mit einem zarten Schnabel werden, ist rasch klar, daß nicht zu heftig gezo-gen und gezupft werden darf!

Eine entspannte Atmosphäre schaffen

Für eine gelungene Durchführung der Übungen ist es hilfreich, wenn schon zu Beginn für eine möglichst entspannte Atmosphäre gesorgt wird. Den Kindern wird es dann leichterfallen, sich auf die Spiele einzulassen. Hier ein paar Tipps und Anregungen.

Überprüfen Sie vor der Arbeit mit den Kindern einmal ihr eigenes Streßverhalten. Wenn Sie selbst von einem Termin zum nächsten hetzen und die Massage zwischendurch „einschieben" wollen, ist dies eine schlechte Voraussetzung. Denn für die Kinder sind Sie das Vorbild, auch was die Entspannung betrifft. Nehmen Sie sich also ausreichend Zeit, und kommen Sie selbst erst einmal zur Ruhe.

Wenn Sie ein Entspannungsangebot mit verschiedenen Massagen planen, wählen Sie schon vorher die Übungen aus, die zusammenpassen. Lesen Sie diese Übungen sorgfältig durch, und legen Sie ggf. das benötigte Material bereit. Vielleicht haben Sie auch Lust, die ein oder andere Übung schon einmal an sich oder Ihrem Partner auszuprobieren. Eine gute Vorbereitung hilft in jedem Fall, unliebsame Unterbrechungen und damit Störungen zu vermeiden.

Es empfiehlt sich, die einzelnen Massagen in einem Raum durchzuführen, in dem alle teilnehmenden Kinder ausreichend Platz haben. Zudem sollte im Raum vorhandenes Spielmaterial, Raumschmuck oder Fenster mit Blick auf die Straße keine allzu große Ablenkung darstellen. Wenn Sie jedoch keine Ausweichmöglichkeit haben, hängen Sie die Fenster, Regale oder Schränke einfach mit ein paar Decken oder Bettlaken zu.

Der Raum sollte vorher gut durchgelüftet werden. Die Temperatur wird dann angenehm warm gehalten, so daß niemand zu frieren beginnt.

Am besten dunkeln Sie den Raum etwas ab; es sollte jedoch nicht stockfinster sein. Ein Deckenfluter mit Dimmer, Lichterketten oder Teelichter spenden ein schönes, nicht zu grelles Licht.

Legen Sie ausreichend Decken und Kissen bereit. So können es sich die Kinder richtig gemütlich machen, und sie haben eine weiche, warme Unterlage. Falls nicht genügend Decken und Kissen vorhanden sind, bitten Sie die Kinder einfach, welche mitzubringen.

An die Tür sollten Sie in jedem Fall ein großes Schild mit der Aufschrift hängen: „Bitte nicht stören! In diesem Raum werden gerade Entspannungsübungen durchgeführt." Denn wenn jemand anklopft oder sogar hereinplatzt, kann das die Entspannung empfindlich stören!

Sprechen Sie die Übungsanleitungen mit ruhiger Stimme, lassen Sie zwischen den einzelnen Sätzen Pausen, und geben Sie den Kindern ausreichend Zeit für die Massagen. Die Zeitangaben in den Klammern geben ihnen Anhaltspunkte. Sie werden es merken, wenn die Aufmerksamkeit der Kinder nachläßt.

Im Anschluß an eine Massage sollten Sie den Kindern stets Gelegenheit geben, über die erlebten Gefühle, Eindrücke und Empfindungen zu sprechen. Meist sprechen Kinder ganz offen über das, was ihnen gefallen hat oder was ihnen unangenehm war. Vielleicht haben die Kinder noch Lust, etwas zu der Übung zu malen. Oft ist jedoch auch die Atmosphäre nach einer Massage so entspannt und ruhig, daß man sie sehr gut mit einer kleinen Phantasiereise ausklingen lassen kann.

Zwingen Sie niemals ein Kind, an einer Massage oder Übung teilzunehmen. Lassen Sie das Kind sich in dem Fall etwas zurückziehen, damit es die anderen beobachten kann. In der Regel bekommen die Kinder dann doch irgendwann Lust, am Geschehen teilzunehmen.

Aromaöle

Aromaöle haben eine ganz unterschiedliche und oftmals verblüffende Wirkung. Da gibt es Gerüche, die helfen, sich zu entspannen, Düfte, die heiter und fröhlich stimmen oder auch Duftrichtungen, die die Konzentration und Aufmerksamkeit fördern. So können bestimmte Aromaöle auch bei den Massagen mit Kindern sinnvolle Verwendung finden.

Wenn Sie sich entschließen, bei der Arbeit mit Kindern Aromaöle einzusetzen, sollten Sie darauf achten, daß Sie ausschließlich mit naturreinen bzw. 100% äthe-

rischen Ölen arbeiten. Denn nur in diesen rein ätherischen Ölen sind die Be-
standteile enthalten, die auf unseren Körper wirken.
Sie können die ätherischen Öle auf eine mit Wasser gefüllte Duftlampe träufeln.
1 bis 2 Tropfen sind dabei völlig ausreichend. Die Duftlampe sollte eine Höhe von
mind. 20 cm besitzen; denn wenn das Öl mit beträufelte Wasser zu heiß wird,
werden wertvolle Substanzen des Duftöles zerstört.
Eine weitere Möglichkeit zum Einsatz von Aromaölen bietet das Herstellen einer
"Duftcreme". Sie benötigen dazu eine unparfümierte Hautcreme und ein
Aromaöl Ihrer Wahl sowie einen kleinen, restlos gesäuberten Cremetopf, in dem
die Duftcreme gemischt und gut verschlossen aufbewahrt wird. Füllen Sie
zunächst etwas von der unparfümierten Hautcreme in den Cremetopf. Auf eine
Crememenge von etwa 1 Teelöffel werden je 1 bis 2 Tropfen Aromaöl gegeben
und mit einem Holzspatel o.ä. verrührt. Dann verschließen Sie den Topf gut,
damit der Duft nicht verfliegt.
Eine linsengroße Menge dieser Duftcreme können Sie den Kindern vorsichtig
unter die Nase reiben, um so das Wohlbefinden zu erhöhen. Im Anschluß an die
Massage können Sie dann eine Phantasiereise durchführen, in der dieser in der
Creme enthaltene Duft eine Rolle spielt.
Wenn Sie mit Ihren eigenen Kindern oder einer kleinen Gruppe von Kindern
arbeiten, die Ihnen sehr vertraut sind, können Sie sich auch ein Duftöl zum
Massieren mischen. Dazu benötigen Sie ein geruchsneutrales Öl, wie beispiels-
weise Sonnenblumen-, Weizenkeim- oder Jojobaöl. Auf eine Menge von ca.
50 ml dieses geruchsneutralen Öls geben Sie etwa 5-10 Tropfen eines Duftöls.
Das gemischte Öl sollte dann gut verschlossen und lichtgeschützt aufbewahrt
werden.
Diese Aromaöle werden besonders von Kindern bevorzugt und helfen beim
Entspannen und Ruhigwerden:

- **Lavendel • Vanille • Honig • Zimtrinde • Orange • Mandarine**

Diese Düfte fördern die Konzentration und wirken zugleich erfrischend:

- **Zitrone • Lemongrass • Bergamotte • Eisenkraut • Pampelmuse**
- **Pfefferminz**

Durchführung

Einführende Übungen

Wenn Sie mit Kindern zum
erstenmal Massagen oder kör-
perbetonte Übungen durchführen,
werden in der Gruppe sicherlich einige
sein, die zunächst sehr unsicher reagieren
oder eine große Scheu davor haben, berührt
und angefaßt zu werden. Dies ist vor allem
dann der Fall, wenn sich die Kinder untereinander noch nicht richtig kennen.
Wichtig ist es hier, die Kinder zu nichts zu
zwingen; lassen Sie sie einfach eine Weile
zusehen. Manche Kinder möchten anfangs
auch lieber andere massieren, bevor sie
selbst berührt werden. Auch hier gilt
es, Zeit zu lassen und zu nichts zu
drängen.
Die im folgenden dargestellten Übungen
eignen sich für eine solche Eingewöhnungs-
phase. Zunächst werden sich die Kinder nur
mit ihrem eigenen Körper beschäftigen und
ihn durch sanfte Berührungen besser kennen-
lernen. Mit diesem Wissen werden sie dann vorsichtig Kontakt zu den anderen Kindern aufnehmen. Die Gruppe wird dadurch vertrauter miteinander werden und offe-
ner sein für weiterführende Übungen.

Mein kleiner Buntspecht

TeilnehmerInnen: mind. 1

Material: -

Übungsanleitung:
Stellt euch einmal vor, daß eure Hand ein kleiner Buntspecht ist. Am besten macht ihr dazu eure Hand zu einer lockeren Faust, genau wie ihr es bei mir sehen könnt ...
Wie ihr sicherlich wißt, findet man Buntspechte an schönen Baumstämmen, an die sie unermüdlich mit ihren Schnäbeln klopfen. Eure Hand ist nun also ein solcher Buntspecht, er ist aber noch recht klein. Und mit seinem Buntspechtschnabel beginnt er nun, an eure rechte Wange zu klopfen. Erst ganz vorsichtig ... Der Buntspecht klopft und klopft immer weiter an eure rechte Wange ... Kein Fleckchen läßt er dabei aus ... Dann klopft der kleine Buntspecht auch ganz sacht an eure rechte Schläfe, bis er an eurer Stirn angekommen ist ... Poch, poch, poch, klopft der Buntspecht eure Stirn entlang, bis zur Mitte, etwa oberhalb eurer Nase ... Auch an eure rechte Stirnhälfte klopft der kleine Specht so sorgfältig, daß er kein Stück ausläßt ... Der Buntspecht klopft nun wieder eure rechte Schläfe hinunter ... An eurer Wange entlang ... Bis zu

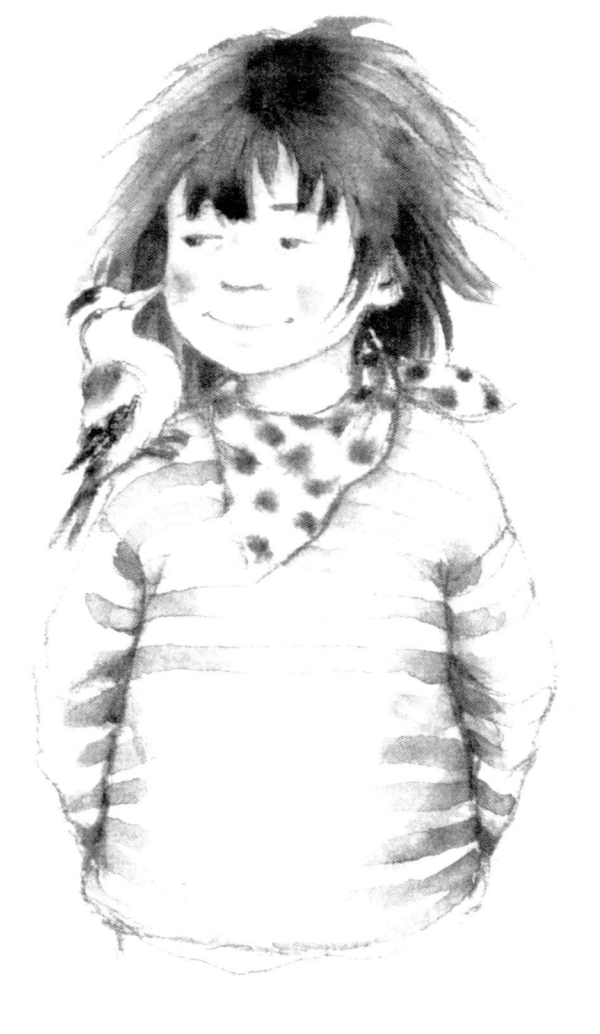

eurem Mund und eurem Kinn. Dort klopft der kleine Specht wieder ganz gründlich ... So, nun macht der Specht einen kleinen Moment lang Pause.

Ihr könnt in dieser Zeit eure Augen
schließen und aufmerksam spüren, wie
sich euer Gesicht nun anfühlt ...
Vielleicht könnt ihr einen Unterschied
zu der linken Seite im Gesicht bemer-
ken, die der Specht noch nicht abge-
klopft hat ... Wenn ihr eure linke und
eure rechte Seite lang genug gespürt
habt, könnt ihr eure Augen wieder öffnen und warten, bis auch die anderen
soweit sind ...
So, nun macht einmal die linke Hand
zu einer lockeren Faust ... Diese Hand
ist jetzt auch ein kleiner Buntspecht,
der ganz leicht an eure linke Wange zu
klopfen beginnt ... Er klopft und
klopft unermüdlich, bis der Specht
eure ganze linke Wange richtig warm
geklopft hat ... Dann wandert der
kleine Buntspecht vorsichtig klopfend
eure linke Schläfe entlang zu eurer
Stirn ... Immer wieder klopft der kleine Buntspecht liebevoll an eure linke
Stirnhälfte ... Wenn der Specht die
Stirn gut durchgeklopft hat, wandert
er wieder die linke Schläfe hinunter ...
Er klopft eure Wange nochmals
durch ... Und schließlich kommt er
zu eurem Mund und eurem Kinn ...
Macht nun auch eure rechte Hand
noch mal zur Faust ...
Jetzt habt ihr zwei kleine Buntspechte,
die beide gemeinsam euer Gesicht gut
durchmassieren, indem sie alles noch-
einmal Stück für Stück durchklopfen ...

Vielleicht könnt ihr die Buntspechte
an die Stellen schicken, an denen
euch das Klopfen besonders gut
gefällt ... Laßt euren Spechten eine
Weile Zeit ... (ca. 20 Sek.)
Zum Schluß sind die beiden Buntspechte so müde, daß sie sich gern
eine Zeitlang erholen würden. Bitte
schließt wieder eure Augen, und versucht, euer Gesicht zu spüren ... Wie
fühlt sich euer Gesicht nun an ... Wie
fühlt ihr euch dabei ... Nach einer
Weile könnt ihr die Augen wieder öffnen.

Anmerkung:
Diese Übung wirkt herrlich belebend und
macht den Kopf klar und frisch. Deswegen
ist sie gut geeignet für die frühen Morgen-
stunden, vor einer Klassenarbeit und insgesamt zur Förderung der Aufmerksamkeit
und Konzentration.
Die Kinder können sich während der Übung
hinstellen, sich gemütlich auf den Boden
oder auf einen Stuhl setzen. Wichtig dabei
ist nur, daß jeder genügend Platz hat. Schön
ist es für die Kinder, wenn sie auch sie die
ganze Übung mitmachen und ihre Hände zu
„kleinen Buntspechten" werden lassen. So
können sie vermeiden, daß sich die Kinder
beobachtet fühlen.
Es wurde schon an anderer Stelle gesagt,
daß man den Kindern nach jeder Massage
Gelegenheit einräumen sollte, über Gefühle und Erlebnisse zu berichten. Dies gilt insbesondere für die Einführungsübungen, damit über eventuell aufgetretene Unsicher-
heiten oder Fragen gesprochen werden kann.

Guten Morgen, liebes Gesicht

TeilnehmerInnen: mind. 1

Material:
Eventuell Massageöl oder Creme

Übungsanleitung:
Stellt euch vor, es ist noch ganz früh am Morgen. Ihr seid gerade wach geworden und aus dem warmen, gemütlichen Bett geklettert. Nun macht ihr euch auf den Weg ins Badezimmer. Am Waschbecken dreht ihr den Wasserhahn etwas auf und laßt das Wasser in eure Hände fließen, die ihr wie eine Schale darunterhaltet ... Wenn in euren Händen genug Wasser ist, reibt ihr euch das Wasser in euer Gesicht ... Überallhin verteilt ihr das Wasser ... Von euren Wangen bis hin zu euren Ohren ... Dann reibt ihr euch etwas von dem Wasser auf eure Nase ... Vergeßt eure Nasenspitze nicht, dort sitzt ein großer Wassertropfen, der ganz schön kitzelt ... Auch euer Mund, eure Lippen und euer Kinn möchten etwas Wasser abbekommen ... Etwas Wasser läuft euren Hals hinunter ... Verstreicht es mit euren Händen am Hals ... Nun müssen auch eure Augen mit Wasser gewaschen werden. Am besten schließt ihr sie, dann könnt ihr ganz sanft mit dem Wasser über eure geschlossenen Augenlider streichen ... Gebt auch etwas Wasser auf eure Schläfen, und

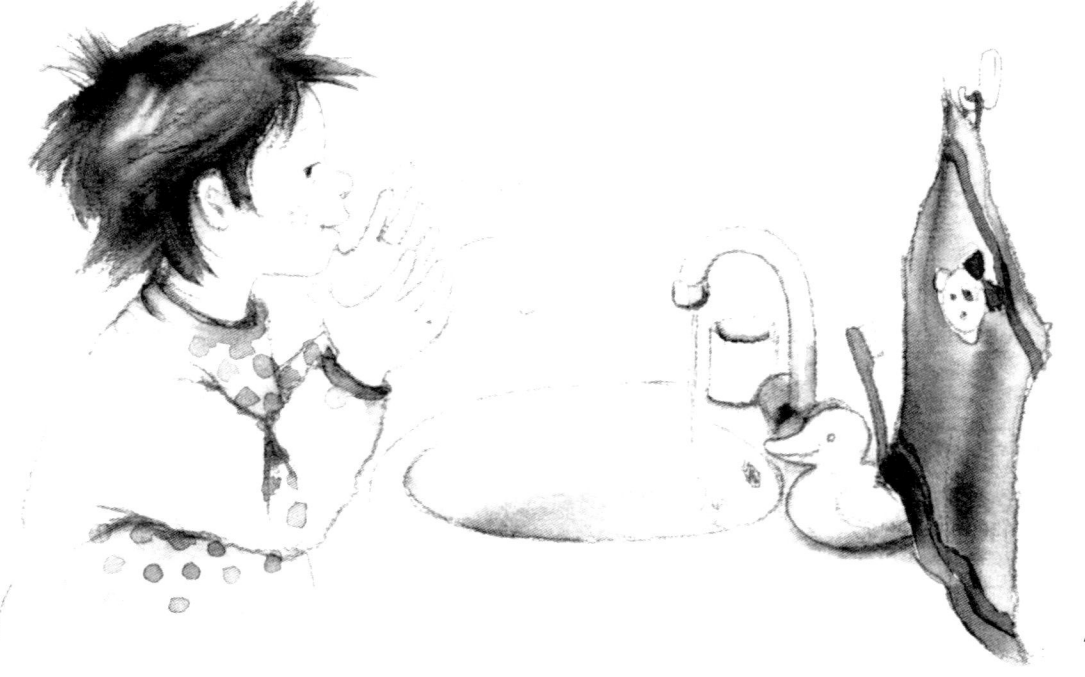

massiert es dort ein ... Zum Schluß muß
noch die Stirn gewaschen werden ...
So, und nun nehmt euch euer Handtuch vom Haken, und rubbelt euer
Gesicht gut trocken ... Beginnt bei
eurer Stirn ... Dann rubbelt eure Schläfen mit kreisenden Bewegungen trok-
ken ... Nun eure Augen, aber vorsichtig, damit ihr ihnen nicht weh tut ...
Dann trocknet mit dem Handtuch eure
Nase ab ... Rubbelt über eure Wangen ... Hier könnt ihr etwas fester reiben, vor allem bei beiden Wangen-
knochen ... Dann trocknet euren
Mund, die Lippen und das Kinn ab ...
Und zum Schluß noch euren Hals ...
Wenn ihr euer Gesicht gut abgetrock-
net habt, könnt ihr das Handtuch wieder an den Haken hängen ...
Schließt einen Moment noch eure
Augen ... Könnt ihr euer Gesicht spüren ... Wie fühlt sich euer Gesicht nach
dieser Guten-Morgen-Wäsche an ...
Atmet einige Male tief in euren Bauch
hinein, und stoßt die verbrauchte Luft
hinaus ... Nun könnt ihr eure Augen
wieder öffnen ... Falls ihr euch nun
immer noch müde fühlen solltet, räkelt
euch kräftig oder gähnt ein paarmal,
damit die restliche Müdigkeit aus
eurem Körper verschwindet!

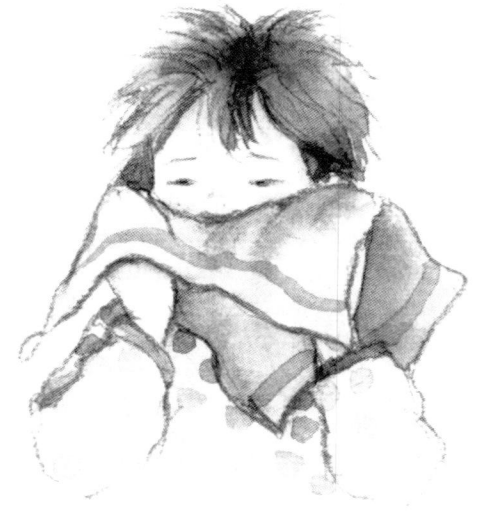

Anmerkung:
Diese Übung eignet sich sehr gut als kleines
Begrüßungsritual am Morgen. Aber auch
während des Vormittags wirkt sie erfrischend, wenn die Konzentration der Kinder
einmal nachläßt.
Falls Sie mit Massageöl arbeiten, sollten Sie
damit sparsam umgehen - einige Tropfen
genügen! Sie sollten ein Öl wählen, das eine
belebende Wirkung hat.

Ein großer
Klumpen Ton

Teilnehmer/innen: mind. 1

Material: -

Übungsanleitung:

Einige von euch haben vielleicht schon einmal mit Ton gearbeitet. Bevor man aus Ton etwas formen kann, muß man ihn sehr gründlich durchklopfen, damit keine Luftblasen mehr in der Tonmasse sind. Wenn nämlich kleine Luftbläschen im Ton bleiben, kann es pas-sieren, daß er, wenn er im Ofen gebrannt wird, zer-bricht.

Stellt euch nun vor, daß euer linker Arm ein sehr großer, langer Klumpen Ton ist ... Mit der rechten Hand macht ihr eine locke-re Faust und beginnt oben an der lin-ken Schulter, den großen Klumpen Ton zu bearbeiten ... Dabei klopft ihr fest den ganzen, langen Klumpen Ton durch ... Laßt euch Zeit dabei, und paßt auf, daß ihr kein Stückchen von dem Tonklumpen vergeßt ... Alle Luftbläschen müssen aus dem Ton her-ausgeklopft werden ... klopft fest auf dem Ton herum ... klopft den Ton-klumpen von allen Seiten gut durch ... Auch die Außen- und die Innenseite ... Denkt daran, daß auch eure linke Hand zu dem großen Tonklumpen ge-hört und ordentlich durchgeklopft werden muß ... Jeder kontrolliert noch einmal gründlich, ob er den ganzen Tonklumpen voll-ständig durch-geklopft hat, und klopft an den Stel-len noch-mals nach, an denen er noch Luftbläs-chen bemerkt ... (30 Sek.) Nun hört ihr auf zu klopfen, und schließt für einen Moment die Augen ... Legt dabei eure Arme am besten locker und bequem in den Schoß ... Spürt eine Weile euren Atem ... Ganz ruhig und regelmäßig fließt der Atem ein und aus, ein und aus ... Jetzt versucht einmal, eure ganze Aufmerksamkeit in den linken Arm hineinzuschicken ...

Wie fühlt sich der linke Arm nun an ... Spürt auch in den rechten Arm hinein ... Wie fühlt sich der rechte Arm im Vergleich zum linken an? Laßt das Gefühl einen Moment auf euch wirken ... (20 Sek.)

Öffnet die Augen wieder, und nun ist der rechte Arm ein Tonklumpen, der ordentlich durchgeklopft werden will! ihr habt dazu einige Minuten Zeit ... Jeder macht diese Übung für sich und klopft den rechten Tonklumpen mit der linken Faust durch, bis auch hier alle Luftbläschen verschwunden sind ...

So, wenn ihr alle damit fertig seid, setzt euch noch einmal ganz bequem hin, und legt die Arme locker in den Schoß ... Dann schließt wieder eure Augen, und spürt erst in den rechten Arm hinein ... Dann fühlt euren linken Arm ... Bemerkt ihr immer noch einen Unterschied, oder fühlen sich die Arme nun gleich an ... Was ist das für ein Gefühl ... Versucht einfach mal, euch das Gefühl einzuprägen, so daß ihr es vielleicht gleich den anderen beschreiben könnt ... (20 Sek.) Atmet ein paarmal tief ein und aus, öffnet eure Augen, und reckt und streckt euch kräftig ... Seid bitte noch so lange still, bis alle mit der Übung fertig sind.

Anmerkung:

Diese Übung regt die Durchblutung der Arme an. Man spürt ein wohliges, warmes Kribbeln, das den ganzen Körper herrlich belebt. Für Kinder mit einem ausgeprägten Bewegungsdrang ist diese Übung gut geeignet, da sie dabei sehr aktiv sind und alle Spannung aus sich „herausklopfen".

Sie als Gruppenleiter/in sollten die Übung in jedem Fall mitmachen. Achten Sie darauf, daß Sie für alle Kinder gut sichtbar sind, damit diese ihre Bewegungen mitverfolgen und nachmachen können. Besonders bei jüngeren Kindern im Kindergartenalter ist es wichtig, daß die Bewegungsabläufe sichtbar sind. für sie sollten Sie dann die Übungsanleitung auch etwas verkürzen.

Diese Übung läßt sich gut im Sitzen auf Stühlen oder auf dem Boden durchführen. Wenn Sie sie jedoch am Morgen, beispielsweise zur Begrüßung oder zum Wachwerden, einsetzen, sollten sich die Kinder besser dazu hinstellen. Auf diese Weise können sie auch den restlichen Körper miteinbeziehen: die Füße und Beine durchklopfen, Bauch und Rücken und zum Schluß den Hals und den Kopf.

Der Tanzbär
auf dem Tennisball

TeilnehmerInnen: mind. 1

Material: Pro Kind einen Tennisball

Übungsanleitung:

Stellt euch vor, ihr seid alle Tanzbären in einem Zirkus. Und ihr als Tanzbären könnt etwas ganz Besonderes. Ihr könnt auf einem Tennisball tanzen! Und damit in den Zirkusvorstellungen nichts schiefgeht, müßt ihr den Tennisballtanz täglich üben.

Ich werde jetzt herumgehen und an jeden kleinen und großen Tanzbären hier im Raum einen Tennisball verteilen. Dann werden wir gemeinsam beginnen …

Den Tennisball legt ihr nun vor euch auf den Boden. Zuerst üben wir mit unserer rechten Tanzbärentatze. Stellt euch mit der rechten Tatze auf den Ball, und rollt sie nach vorn und nach hinten ab … Merkt ihr dabei, wie eure Bärentatze massiert wird … Ihr könnt versuchen, mit der Bärentatze den Tennisball ganz platt zu treten … Vielleicht gelingt es euch, mit dem vorderen Teil der Tatze den Tennisball hin und her zu rollen … Zu kneten … Und ganz platt zu treten … Dann rollt den Tennisball in die Tatzenmitte und macht es dort genauso … *(30 Sek.)*

Zum Schluß stellt ihr euch mit dem hinteren Teil der Bärentatze auf den Ball, bei den Menschenkindern ist das die

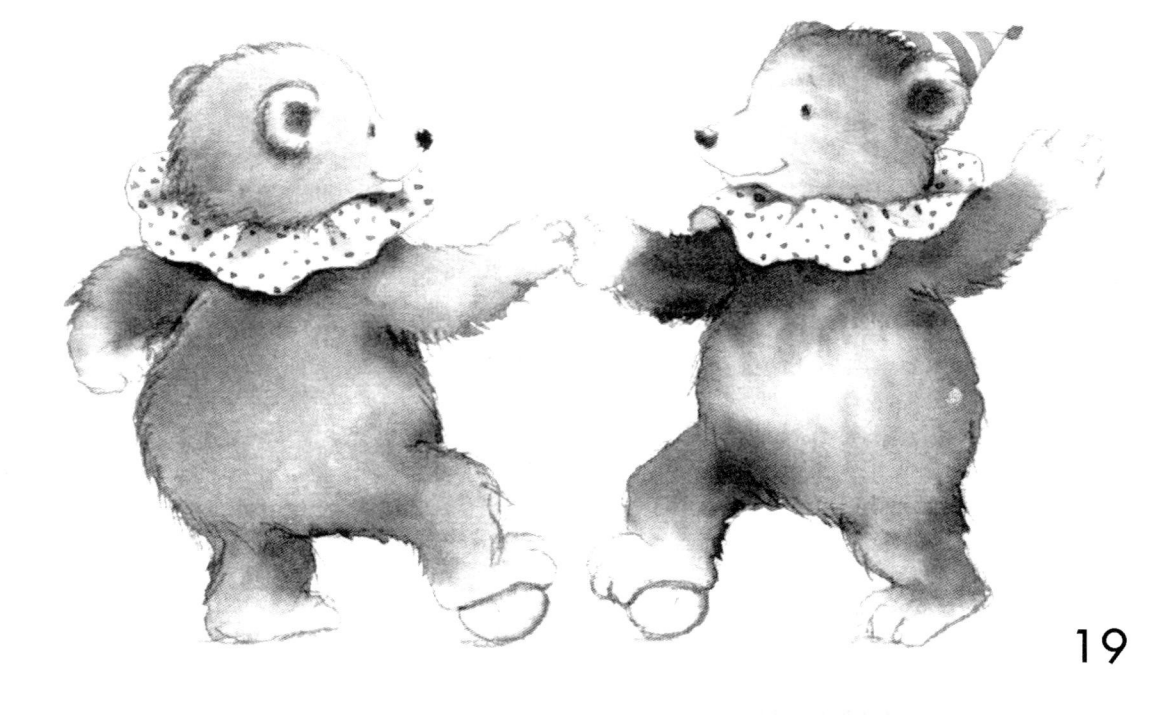

19

Ferse, und versucht, den Ball dort kreisen zu lassen … Dann zu kneten … Ganz platt zu treten … *(30 Sek.)*
Toll wart ihr Tanzbären … Stellt euch nun noch einen Moment neben den kleinen Ball, und schließt eure Bärenaugen … Versucht jetzt einmal, die Bärentatze zu spüren, die gerade auf dem Tennisball getanzt hat … Wie fühlt sich diese Tatze nun an … Fühlt ihr einen Unterschied im Vergleich zur anderen Tanzbärentatze … Was könnt ihr spüren … Laßt euch Zeit, zu spüren, was in euren Bärentatzen passiert … *(30 Sek.)*
Nun öffnet eure Bärenaugen wieder, liebe Tanzbären … Setzt euch einen Moment in die Zirkusmanege, damit wir gemeinsam über den Tennisballtanz sprechen können …

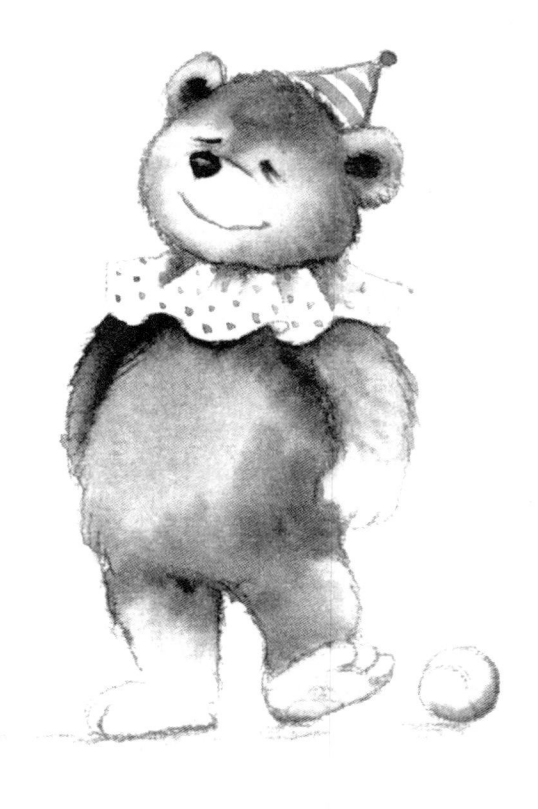

Anmerkung:
Mit Hilfe des Tennisballes werden die einzelnen Reflexzonen des Fußes massiert und angeregt. Dadurch kommt der Energiefluß wieder in Gang, der durch Streß, Hektik und Anspannung gehemmt wird. Die Kinder fühlen sich anschließend frisch und lebendig. Wenn Sie genügend Zeit und die Kinder ausreichend Ausdauer haben, ist es sinnvoll, auch den anderen Fuß mit Hilfe des Tennisballes durchzumassieren.
Sie sollten für diese Massage, die sie regelmäßig durchführen können, gebrauchte Tennisbälle nehmen, da sie nicht so hart sind wie neue. Falls Ihnen nicht genügend zur Verfügung stehen, bitten Sie die Eltern um Spenden. Einige spielen vielleicht Tennis und haben alte Bälle zu Hause, die sich zum Spielen nicht mehr eignen, für diese Massage aber ideal sind.
Für jüngere Kinder ist die Übung nur bedingt geeignet, da sie das Gleichgewicht und die Balance noch nicht so gut halten können und daher auf dem Ball vielleicht ausrutschen und hinfallen.

Schönen guten Morgen

TeilnehmerInnen: mind. 6

Material: -

Übungsanleitung:
Verteilt euch bitte im ganzen Raum ...
Gleich werden wir alle gemeinsam
umhergehen, und wenn wir auf jemanden treffen, reichen wir ihm die
Hand und schütteln sie. Versucht
dabei aber ganz still und leise zu sein
und nicht zu sprechen. Wenn ihr dem
anderen gern etwas mitteilen möchtet,
beispielsweise wie ihr euch fühlt, dann
drückt diese Gefühle durch Mimik und
Gestik aus. Ihr könnt dem anderen
vielleicht beim Schütteln der Hände
zunicken, zulächeln oder etwas anderes tun. Wer mag und das Gefühl hat,
daß der andere es auch möchte, kann
sich zur Begrüßung umarmen. Denkt
euch selbst andere Dinge aus, wie
man diejenigen, die man trifft, begrü-
ßen und ihnen einen guten Morgen
wünschen kann.
So, dann könnt ihr jetzt beginnen,
durch den Raum zu gehen ... Aber
bitte geht in einem gemütlichen
Tempo, damit ihr niemanden anrem-
pelt oder gar umrennt ...

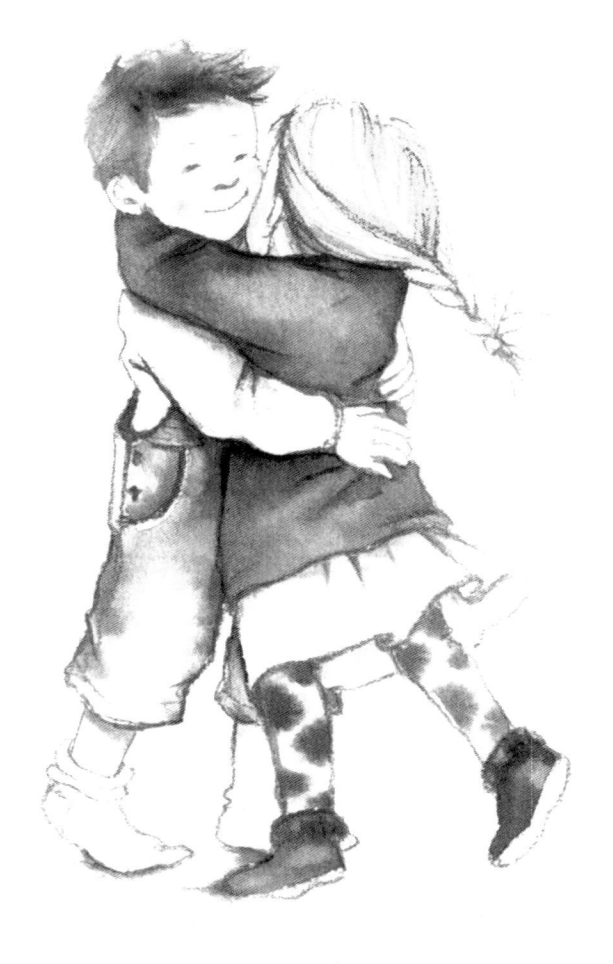

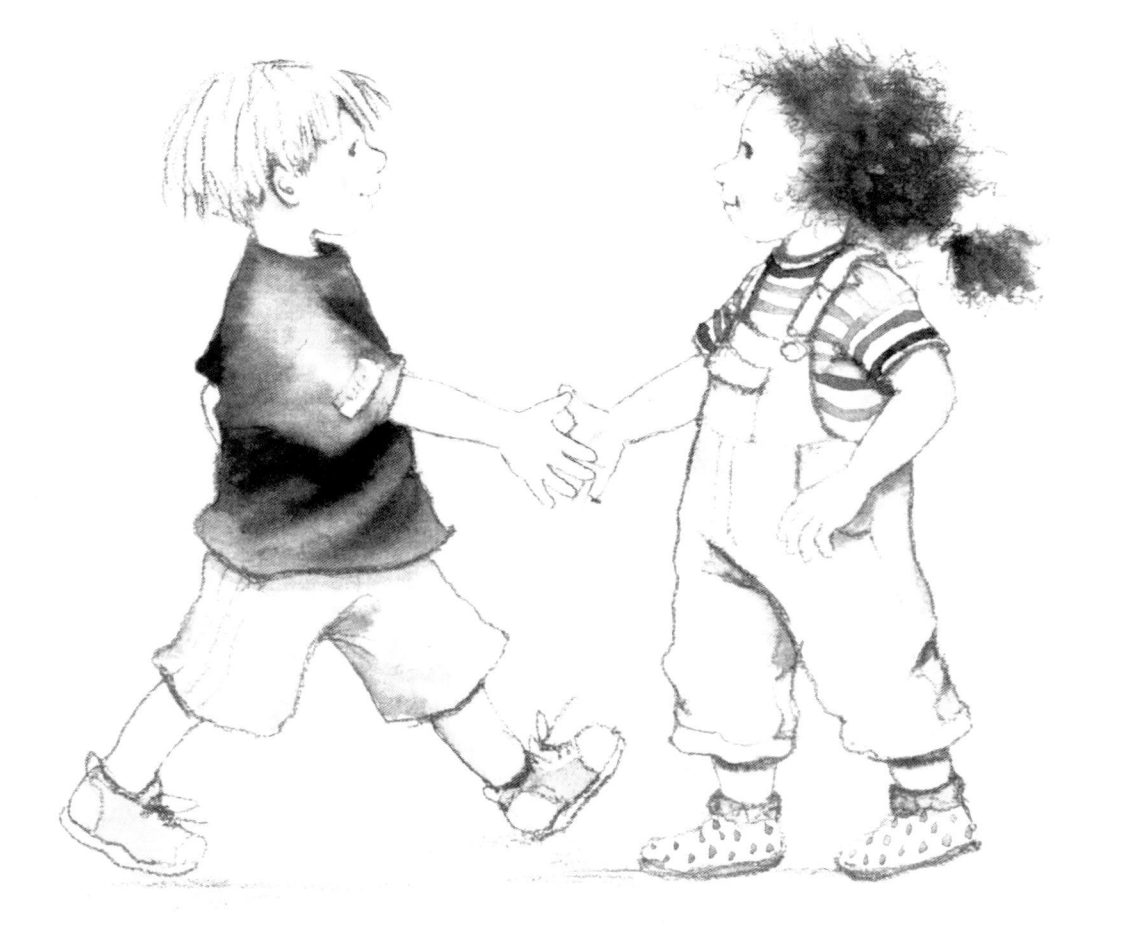

Anmerkung:
Diese Übung kann ruhig 5 Minuten oder ggf.
länger dauern, wenn die Kinder daran Gefallen finden. Sie eignet sich gut als Begrüßungsritual am Morgen. Die Kinder haben
die Möglichkeit, sich zu bewegen, fit und
wach zu werden.
Vor allem aber bietet sich diese Übung an,
wenn sich die Kinder noch nicht kennen oder
noch nicht sehr vertraut miteinander sind.
Sie können vorsichtig und nur so viel, wie
jeder einzelne will, Kontakt zueinander aufnehmen und sich gegenseitig beschnup-
pern.

Weiterführende Übungen

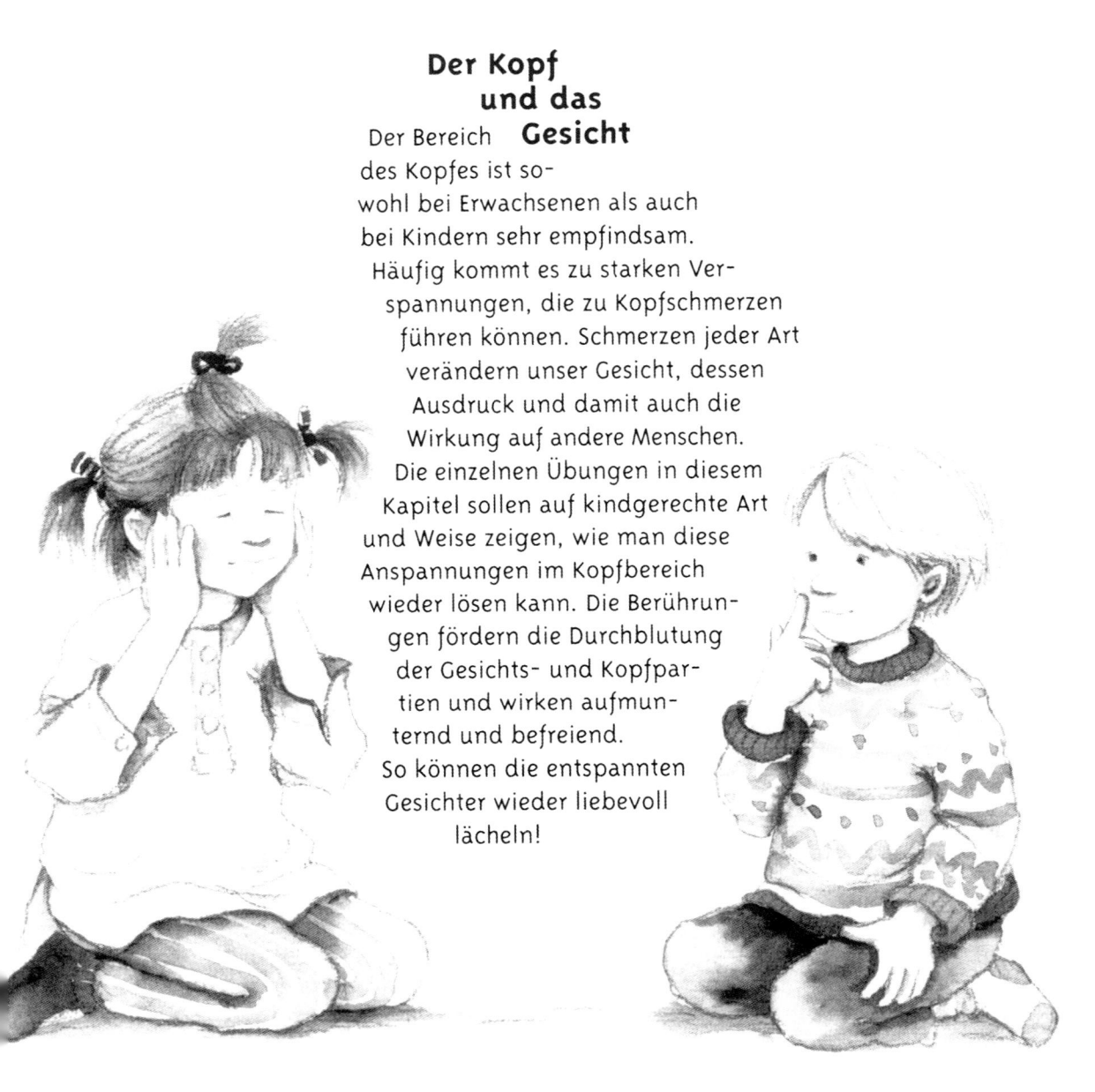

Der Kopf und das Gesicht

Der Bereich des Kopfes ist sowohl bei Erwachsenen als auch bei Kindern sehr empfindsam. Häufig kommt es zu starken Verspannungen, die zu Kopfschmerzen führen können. Schmerzen jeder Art verändern unser Gesicht, dessen Ausdruck und damit auch die Wirkung auf andere Menschen. Die einzelnen Übungen in diesem Kapitel sollen auf kindgerechte Art und Weise zeigen, wie man diese Anspannungen im Kopfbereich wieder lösen kann. Die Berührungen fördern die Durchblutung der Gesichts- und Kopfpartien und wirken aufmunternd und befreiend. So können die entspannten Gesichter wieder liebevoll lächeln!

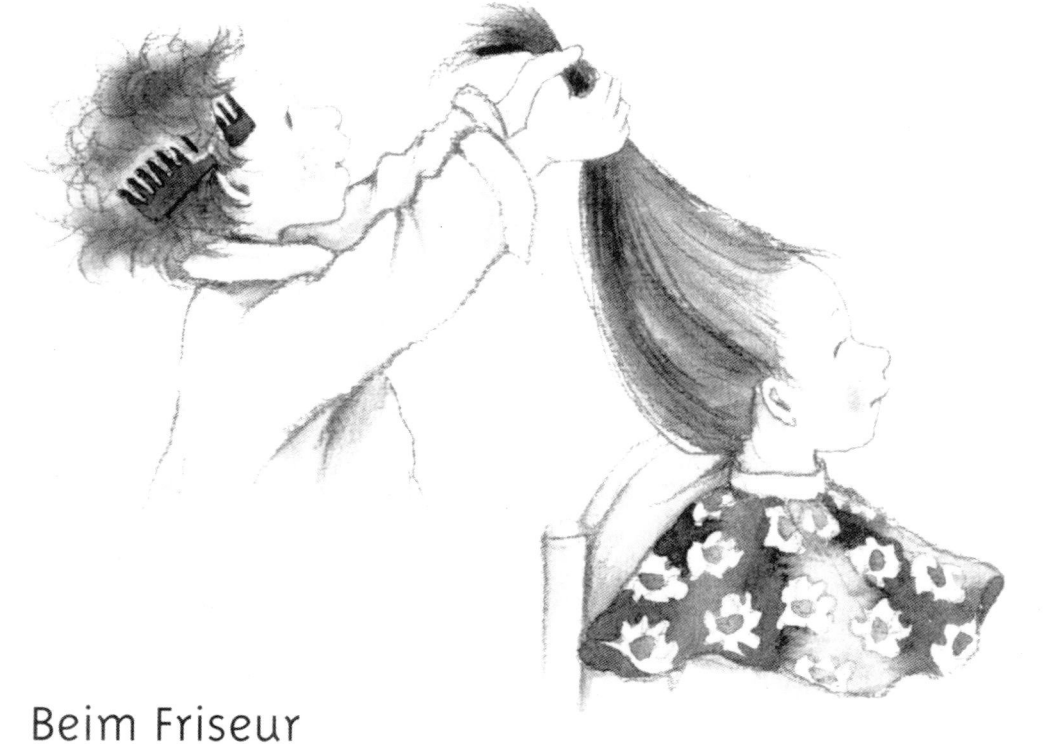

Beim Friseur

TeilnehmerInnen: mind. 2

Material:
Pro Kinderpaar einen Stuhl

Übungsanleitung:
Jeder sucht sich für diese Übung ein Kind, mit dem er oder sie diese Übung gemeinsam durchführen möchte ... Wenn alle jemanden gefunden haben, könnt ihr euch zu zweit einen Stuhl holen. Stellt ihn an eine Stelle, die euch gefällt. Einer von euch setzt sich nun auf den Stuhl, und der andere stellt sich dahinter ... Derjenige, der sitzt, stellt sich vor, er wäre beim Friseur. Das Kind hinter dem Stuhl ist der Friseur und beginnt, seinem

Kunden die Haare zu waschen ...
Erst einmal müssen die Haare mit dem Brausekopf ganz naß gemacht werden. Dabei muß der Friseur aufpassen, daß seinem Kunden kein Wasser in das Gesicht läuft ... Sind die Haare dann ganz naß, nimmt der Friseur etwas Shampoo und verteilt es auf dem nassen Haar ... Ganz sanft verteilt der Friseur das Shampoo auf dem Haar, und dann beginnt er, die Haare mit kleinen kreisenden Bewegungen zu massieren ... Der Kunde darf auch sagen, was ihm dabei angenehm ist oder was ihm weh tut ... Der Friseur massiert liebevoll die ganze Kopfhaut ... Dann muß das Shampoo

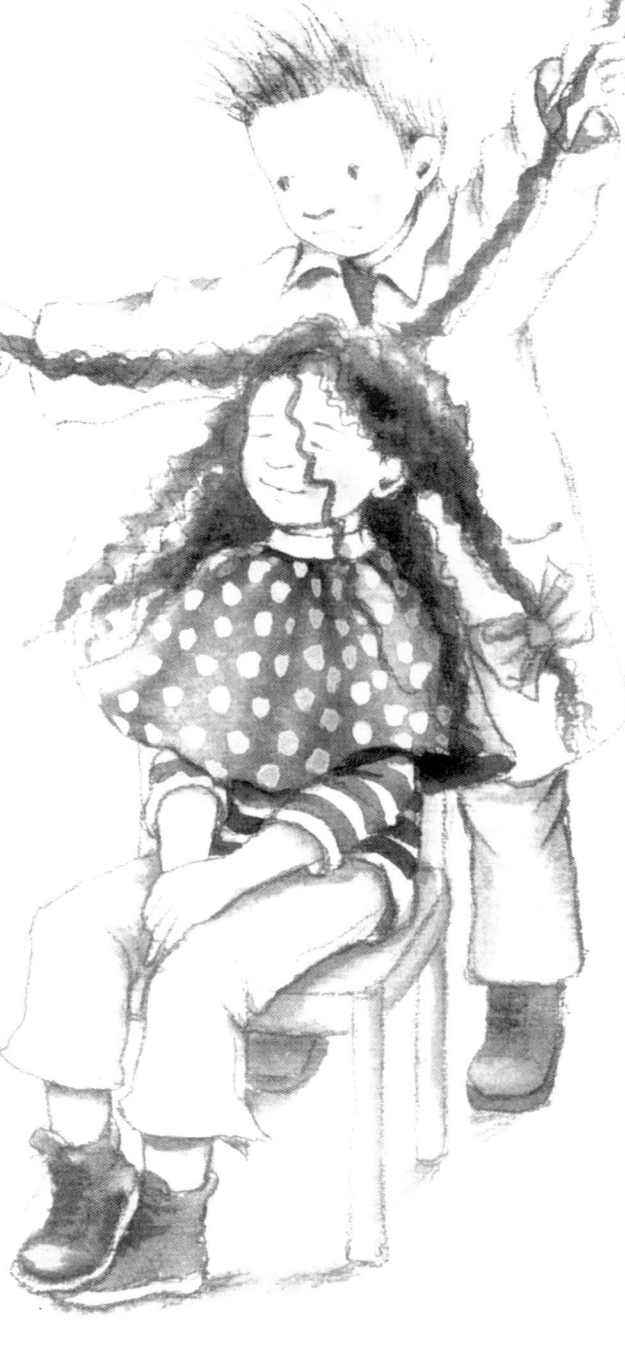

wieder herausgewaschen werden ...
Der Friseur streicht dabei mit seinen
Händen von der Stirn aus die Haare bis
zur Haarspitze nach hinten ... Ganz
vorsichtig kämmt der Friseur durch die
gewaschenen Haare ... Dazu nimmt er
einfach seine Hand und spreizt die
Finger ... Diese Hand ist der Kamm ...
Aber seid ganz behutsam beim Kämmen, paßt auf, daß nichts ziept oder
eurem Kunden weh tut ... Wenn ihr die
Haare durchgekämmt habt, dann
könnt ihr die Rollen tauschen, so daß
der Friseur nun der Kunde ist und der
Kunde der Friseur ...

Anmerkung:
Falls die Kinder Schwierigkeiten haben, einen
Partner zu finden, können Sie sie beispielsweise Memorykarten ziehen lassen. Diejenigen Kinder bilden dann ein Paar, die die pas-
senden Karten gezogen haben. Oder Sie bitten die Kinder, sich einen Partner zu suchen,
der die gleiche Haarfarbe hat oder dieselbe
Sockenfarbe trägt!

25

Meine Augen sind sooo müde

Teilnehmer*innen: mind. 1

Material:
Decken und Kissen

Übungsanleitung:
Jeder kann sich eine Decke und ein Kissen nehmen. Dann sucht er oder sie sich bitte hier im Raum einen schönen Platz und macht es sich auf der Decke ganz bequem. Bitte achtet darauf, daß genügend Platz zwischen den einzel- nen Decken bleibt. Legt euch nun bitte auf den Rücken. Wer mag, kann sei- nen Kopf auf ein Kissen legen. So, nun seid bitte ganz still, und hört auf das, was ich euch erzähle ...

Horcht einen Moment in euch hinein, ob euch auch nichts mehr stört, einengt, kratzt oder gar drückt ... Vielleicht mögt ihr eure Brille, falls ihr eine tragt, zur Seite legen, euren Gürtel oder einen Knopf an eurem Hemd öffnen ...
Wenn ihr nun ganz bequem liegt und euch nichts mehr stört, schließt euch ein- fach eure Augen ... Eure Augen sind nämlich furchtbar müde und brauchen

dringend etwas Ruhe ... Nehmt nun eure Hände, und legt sie wie kleine Schalen auf eure geschlossenen Augen ... Vielleicht mögt ihr euch vorstellen, daß eure Hände kleine Schildkrötenpanzer sind, die eure müden Augen gut beschützen und bewachen ... Eure Augen brauchen also auf nichts mehr zu achten, sondern sie können einfach nur die Ruhe und Geborgenheit genießen ... Könnt ihr dabei spüren, daß eure beiden Schildkrötenpanzer euren Augen nicht nur Schutz bieten, sondern daß auch Wärme von ihnen ausstrahlt ... Ganz angenehme Wärme geben die kleinen Schildkrötenpanzer an eure Augen weiter ... Genießt sie ... Könnt ihr außer der angenehmen Wärme noch etwas anderes spüren ... Wie fühlen sich die schützenden, warmen Schildkrötenpanzer noch an ... Könnt ihr vielleicht Farben, Formen oder sogar Bilder erkennen, obwohl ihr eure müden Augen geschlossen habt ... Laßt euch ruhig Zeit beim Betrachten ... *(30 Sek.)*

Versucht einmal, euch vorzustellen, daß aus euren Händen, die wie schützende Schildkrötenpanzer auf euren müden Augen liegen, ganz viel neue Kraft und Energie zu fließen beginnt ... Mit euren müden Augen könnt ihr nun so viel dieser Kraft und Energie aufnehmen, wie sie eure Augen benötigen, um nicht mehr müde zu sein ...
Spürt die Kraft und Energie in euch ... Nehmt sie tief in euch auf, soviel ihr braucht ... Laßt euch genügend Zeit dabei ... *(20-30 Sek.)*

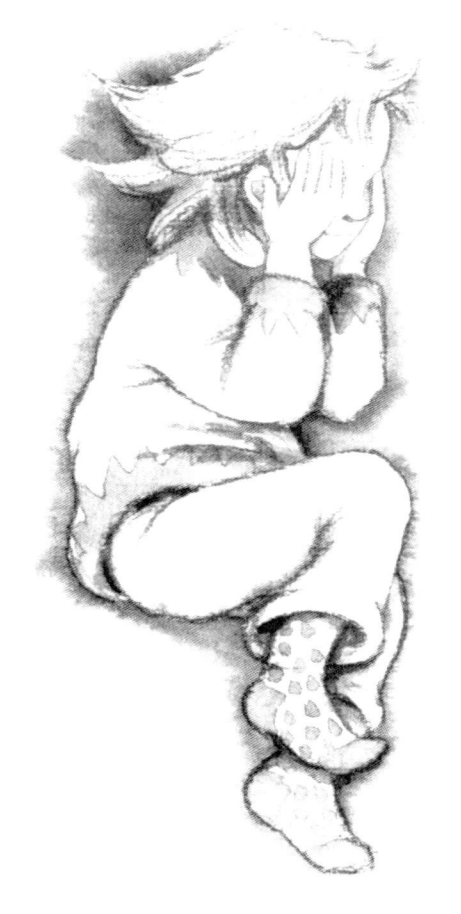

Nun legt eure Arme wieder neben euren Körper ... Haltet die Augen noch einen Moment geschlossen, und spürt, wie sich eure Augen nun ohne den Schutz der Schildkrötenpanzer anfühlen ... Könnt ihr einen Unterschied feststellen ... Was war angenehmer für eure Augen ... Wenn ihr möchtet, könnt ihr eure Augen nun langsam öffnen und in diesen Raum zurückkehren ... Seid aber bitte noch so lange ganz still, bis alle anderen fertig sind!

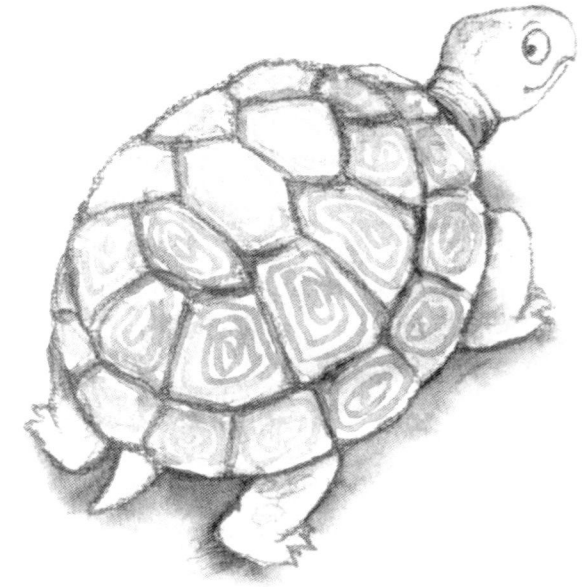

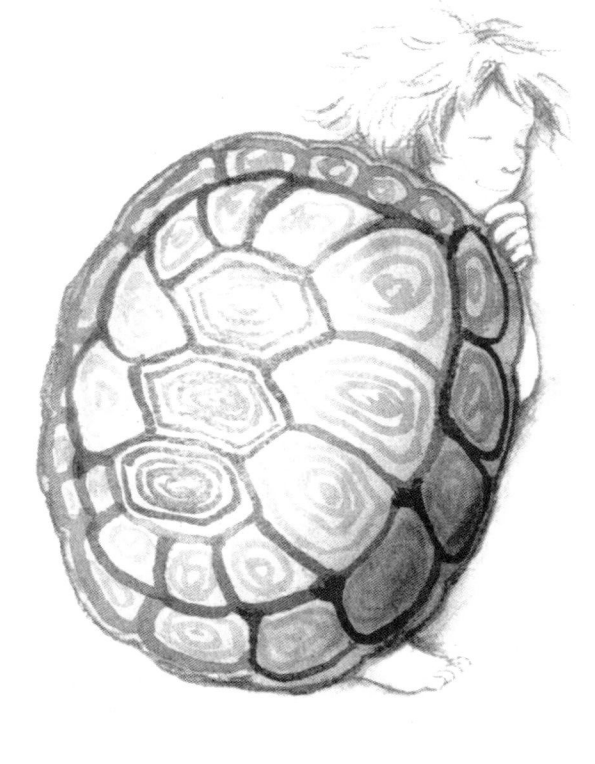

Anmerkung:

Die auf den Augen ruhenden Hände werden von den Kindern in der Regel als sehr wohltuend empfunden. Hinter den „Schildkrötenpanzern" können sie sich eine Weile verstecken, fühlen sich beschützt und können sich so völlig entspannen und neue Kräfte sammeln. Außerdem fällt es den Kindern auf diese Weise auch anfangs leichter, die Augen geschlossen zu halten.

Manche Kinder benötigen während dieser Übung einen engen Körperkontakt. In dem Fall ist es günstig, wenn Sie diese Kinder unmittelbar neben sich liegen lassen. Auf diese Weise können manche Kinder sehr lange die Stille und Ruhe genießen. Orientieren Sie sich an dem Kind, das zuerst unruhig wird. Bevor es die anderen stört, können Sie die Übung beenden.

Falls der Raum nicht ausreichend Platz bietet, kann diese Übung auch an Tischen sitzend durchgeführt werden. Die Kinder stützen die Ellbogen auf und beugen ihren Kopf auf die Hände hinab.

Die Regenbogenhexe

Teilnehmerinnen: mind. 2

Material: Decken und Kissen, eventuell Kassettenrekorder und meditative Musik

Übungsanleitung:
Sucht euch bitte ein Kind, das in demselben Monat Geburtstag hat wie ihr ... Habt ihr einen Partner für diese Übung gefunden, holt euch bitte eine Decke und ein Kissen ... Sucht euch einen schönen Platz hier im Raum, an dem ihr euch wohl fühlt ... Die Decke breitet ihr am Boden aus, und einer von euch legt sich mit dem Rücken auf die Decke und bettet seinen Kopf auf das Kissen ...

Der andere von euch ist nun die Regenbogenhexe. Ich weiß nicht, ob ihr alle die Regenbogenhexe schon kennt. Deswegen möchte ich euch kurz etwas von ihr erzählen: Die Regenbogenhexe ist eine ganz besondere Hexe. Sie malt den lieben langen Tag die schönsten Bilder. Am liebsten mag sie es, wenn sie

Gäste hat, die ihr beim Malen helfen oder auch einfach nur zuschauen. In ihrem kleinen Hexenhaus hat sie viele schöne Farben. Natürlich hat sie alle Farben des Regenbogens, denn dem verdankt die Regenbogenhexe schließlich ihren Namen. Heute hat die Regenbogenhexe wieder Besuch. Ihr Gast durfte sich auf eine gemütliche Decke ins weiche Gras legen, und die Regenbogenhexe hat sich für ihn etwas ganz Besonderes ausgedacht. Heute nämlich hat sie nicht wie gewöhnlich ihren Farbkasten dabei, sondern einen tollen Schminkkasten mit vielen herrlich leuchtenden Farben. Die Regenbogenhexe möchte heute das Gesicht ihres Gastes in einen wunderschönen Regenbogen verzaubern. Natürlich möchte sie nicht richtig verzaubern, sie möchte ihren lieben Gast nur kunterbunt schminken! Doch vorher soll der Gast noch in sich

hineinhorchen, ob ihn nichts mehr
stört und er bequem liegt ... Dann
schließt der Gast einfach seine Augen ...
Nun öffnet die Regenbogenhexe
ihren Schminkkasten, der in
ihrer linken Hand liegt. Als
Regenbogenhexe stelle
dir vor, daß du in dei-
ner linken Hand den
wunderschönsten
Schminkkasten
hältst, den es
jemals gegeben
hat ... Mit deinem
rechten Zeigefin-
ger rührst du nun
in einer der Far-
ben und trägst
diese Farbe auf das
Gesicht deines Ga-
stes auf ... Sei ganz
behutsam dabei, und
überlege dir, an welcher
Stelle im Gesicht du beginnen
möchtest, deinen lieben Gast zu
schminken ... Wenn du die Farbe im
Gesicht deines Gastes aufgetragen
hast, suche dir eine andere Farbe aus
deinem Schminkkasten aus, mit der du
nun das Gesicht deines Gastes bema-
len möchtest ... Zuerst mußt du in der

Farbe rühren, und dann trägst du sie
vorsichtig mit deinem Zeigefinger auf
das Gesicht deines Gastes auf ... Male
das Gesicht mit den schönsten Farben
an, die du hast ...Vielleicht magst du
auch Muster oder Formen ma-
len ... Laß deiner Phantasie
freien Lauf, kleine Re-
genbogenhexe ...
(ca. 90 Sek. oder etwas
länger, falls in dieser
Zeit leise meditative
Musik im Hintergrund
gespielt wird)

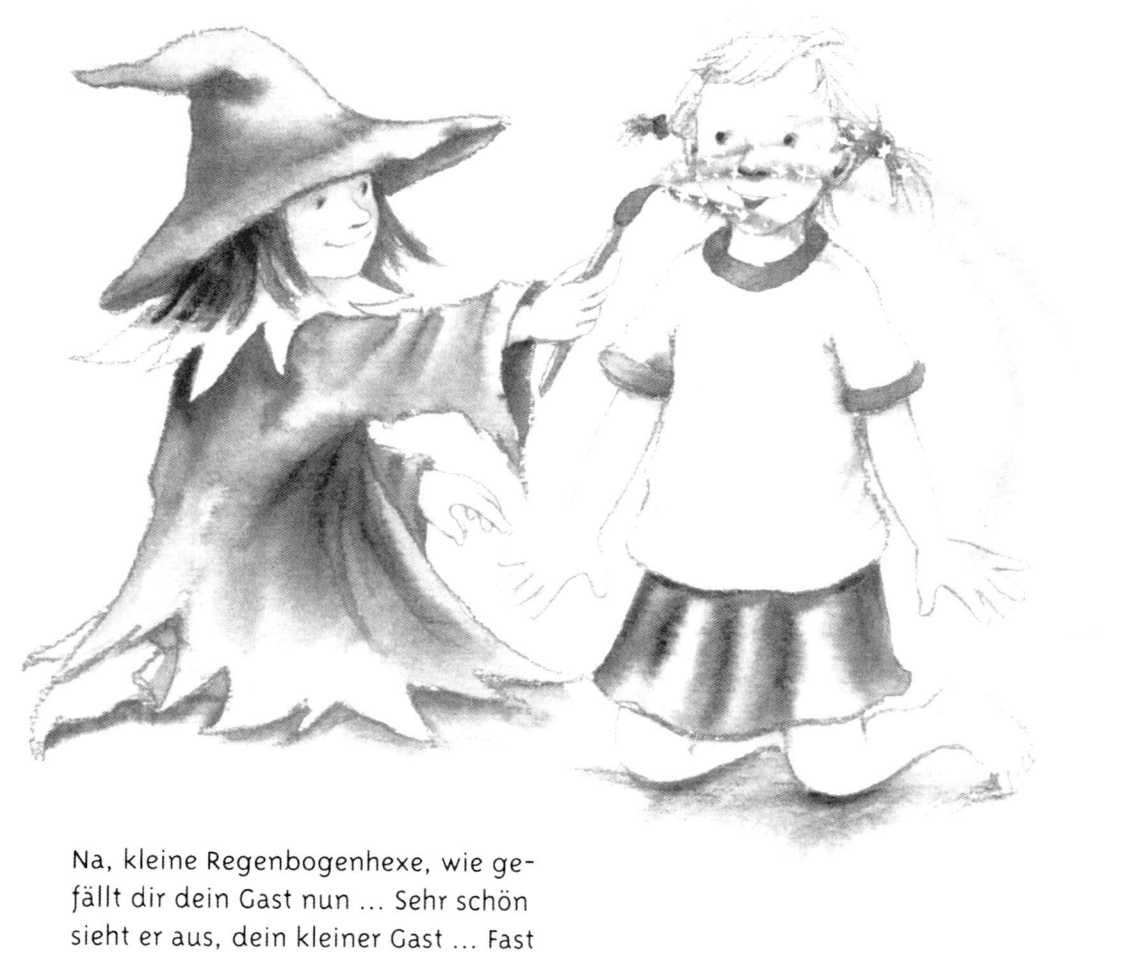

Na, kleine Regenbogenhexe, wie gefällt dir dein Gast nun ... Sehr schön sieht er aus, dein kleiner Gast ... Fast wie ein richtiger Regenbogen ... Wenn du das Gesicht deines Gastes fertig bemalt hast, dann kannst du deinen Schminkkasten neben die Decke auf den Boden legen ... Dein Gast soll sich kräftig recken und strecken und dann aufstehen, um sich neben die Decke zu setzen. Ihr sollt nämlich nun eure Rollen tauschen, so daß du der Gast bist, der sich verwöhnen lassen darf!

Anmerkung:
Bei noch sehr kleinen Kindern ist es sinnvoll, die Übung etwas zu verkürzen; Sie können beispielsweise die Geschichte der Regenbogenhexe weglassen. Sollte die Übung den Kindern jedoch große Freude bereiten, läßt sie sich beliebig erweitern, indem noch verschiedene andere Körperteile miteinbezogen werden.

Ohren wie ein Luchs

TeilnehmerInnen: mind. 1

Material: -

Übungsanleitung:
Vielleicht habt ihr schon einmal vom Luchs gehört. Das ist ein Tier, das sehr gute Ohren hat und selbst die leisesten Geräusche noch hören kann. Nachdem wir diese Übung gemacht haben, werdet auch ihr so gute Ohren haben wie ein richtiger Luchs! Nehmt nun mit der rechten Hand das rechte Ohrläppchen und knetet es richtig gut durch ... Das Ohrläppchen muß dabei schön warm werden ... Nehmt das Ohrläppchen zwischen den Daumen und den Zeigefinger, und streicht es nach unten kräftig aus ... Ihr könnt auch einige Male an dem Ohrläppchen ziehen ... Zieht aber nur so fest, daß es euch nicht weh tut ... Nun wandert mit den Fingern die Außenkante des Ohres entlang ... Knetet und streicht auch dort kräftig ... Mit dem Zeigefinger könnt ihr das Ohr auch vorsichtig von innen massieren ... Massiert, streicht und knetet das ganze rechte Ohr richtig gut durch ... Zum Schluß könnt ihr mit dem Zeigefinger auch hinter dem Ohr einige Male kräftig entlangstreichen und die Stelle massieren ...

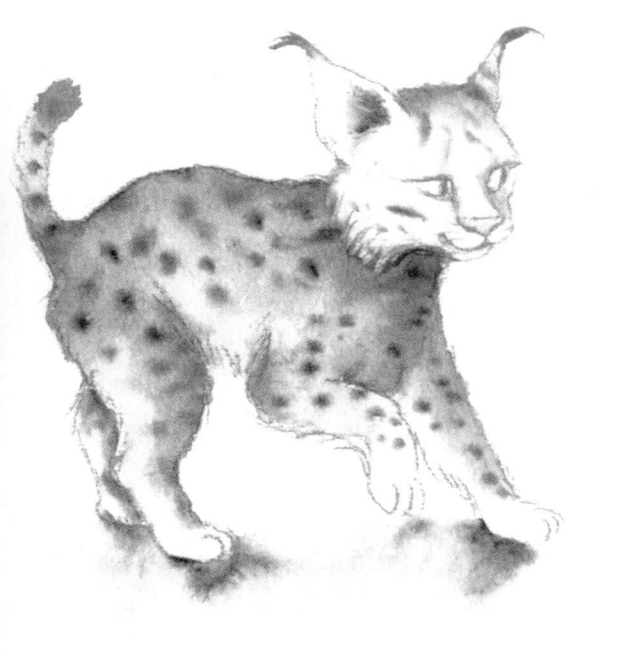

Nun schließt für einen Moment die Augen, und versucht einfach, die Geräusche wahrzunehmen, die man im Raum hören kann oder die von draußen in den Raum dringen ... Spürt ihr einen Unterschied zwischen dem, was ihr auf dem rechten und dem, was ihr auf dem linken Ohr hört ...

So, nun muß natürlich auch das linke Ohr durchmassiert werden. Wer weiß noch, wie es geht? Beginnt auch beim linken Ohr mit dem Ohrläppchen, massiert vorsichtig im Ohr, am Rand des Ohres entlang ... Bis das Ohr ganz warm ist ... Zum Schluß streicht ihr noch mit dem Zeigefinger hinter dem linken Ohr kräftig entlang und massiert die Stelle gut durch ... Wenn ihr dann das Gefühl habt, daß das linke Ohr genausogut massiert wurde wie das rechte, schließt noch mal die Augen ... Hört ihr nun die Geräusche anders als vorher ... Was hat sich verändert ...
Öffnet die Augen wieder, und atmet einige Male kräftig ein und aus ...

Anmerkung:
Diese Übung schult die Wahrnehmung des Gehörs und fördert die Konzentration. Sie eignet sich gut für Phasen, zum Beispiel während des Unterrichts, in denen Sie das Gefühl haben, daß die Kinder nicht richtig und aufmerksam zuhören.

Der kleine Spatz

TeilnehmerInnen: mind. 2

Material: –

Übungsanleitung:
Sucht euch bitte jeweils ein anderes
Kind für diese Übung, das ungefähr so
groß ist wie ihr selbst ... Dann wählt
euch gemeinsam einen schönen Platz
hier im Raum aus, und setzt euch
dorthin ... Einer von euch ist nun ein
kleines Spatzenkind, das sich auf dem
Kopf des anderen Kindes niedergelas-
sen hat. Und dieses kleine Spatzenkind
nimmt immer ein paar Haarsträhnen in
seinen kleinen Schnabel und zupft
ganz zärtlich und sanft daran ... Stellt
euch dabei vor, daß der kleine Spatz
auf diese Weise die Haare des anderen
Kindes kämmen möchte ... Das Kind,
auf dessen Kopf das kleine Spatzen-
kind hockt, kann dabei seine Augen
schließen und spüren, wie der Spatz

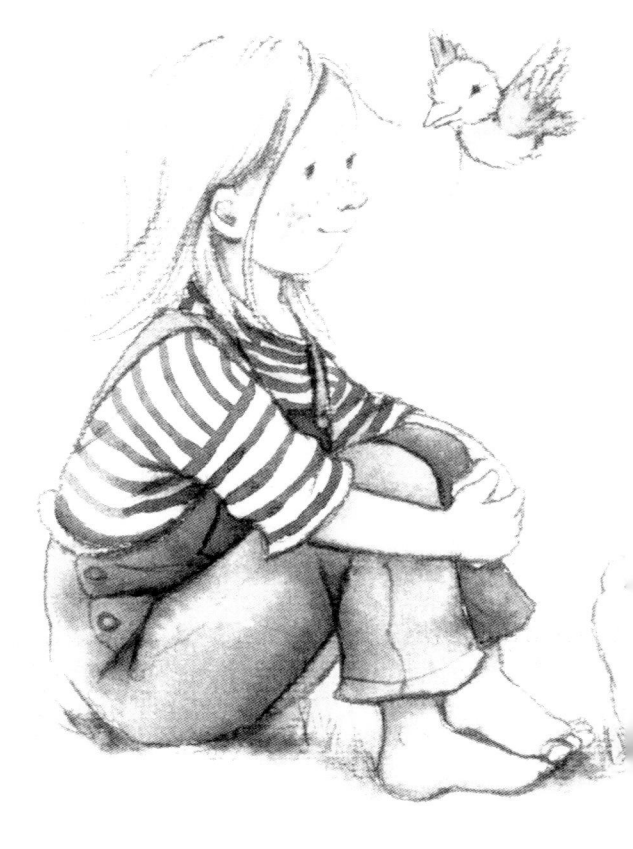

an den Haaren zupft ... Der Spatz ist
dabei aber immer ganz vorsichtig und
zupft nur gerade so fest, daß es dem
Kind nicht weh tut ... Die kleinen
Spatzenkinder sind heute besonders
fleißig ... *(ca. 1 Min.)*
Nun könnt ihr eure Rollen tauschen.
Dann kann das andere Kind auch mal
der Spatz sein ...

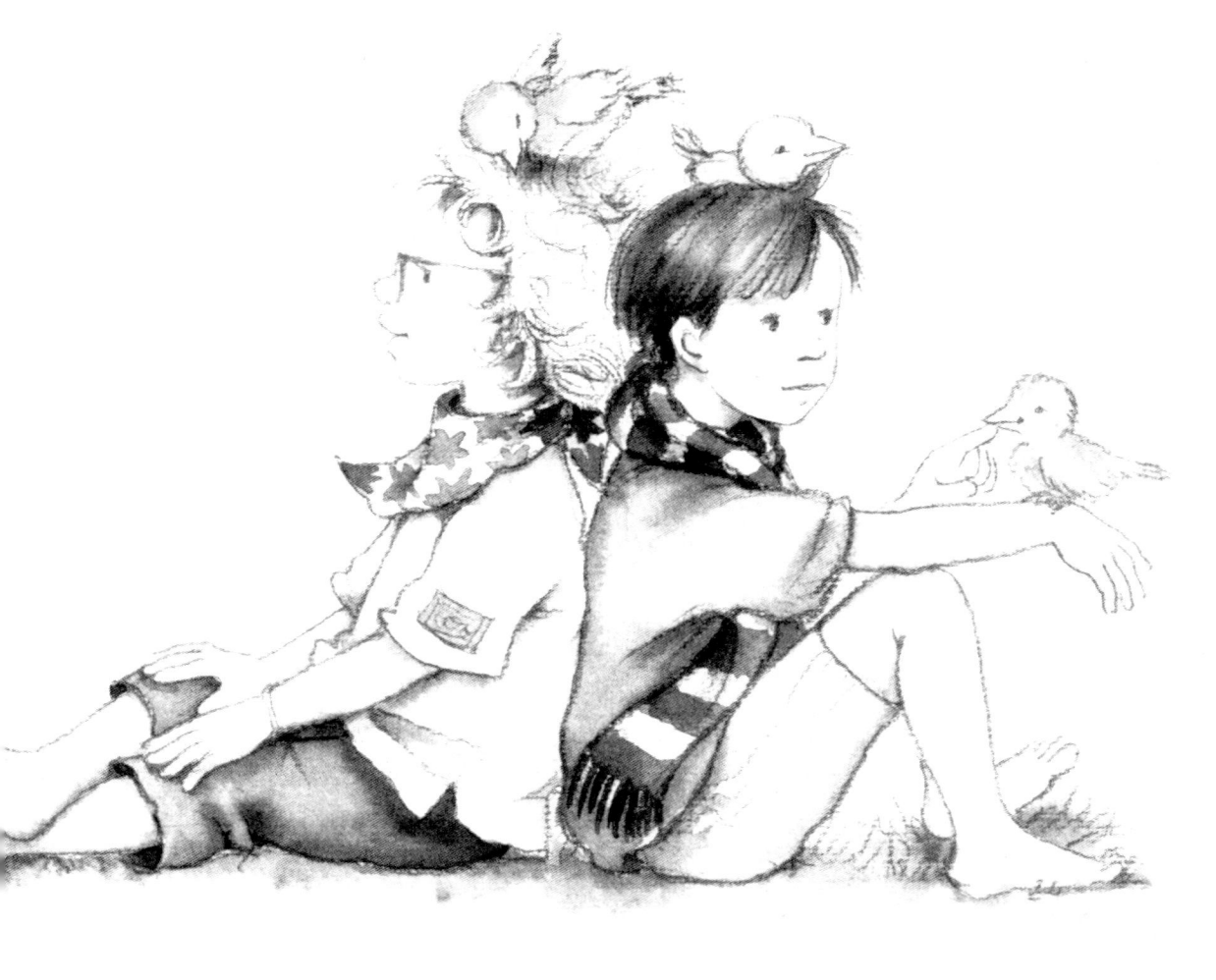

Anmerkung:

Führen Sie diese kleine Kopfmassage mit jüngeren Kindern durch, dann sollten Sie ihnen vorher demonstrieren, wie fest an den Haaren gezupft werden darf.

Das Kind, auf dessen Kopf der „kleine Spatz" sitzt, kann sich auch auf den Bauch legen und es sich auf einer Decke bequem machen. Das hilft vielen Kindern, sich zu entspannen und die Augen geschlossen zu halten.

Lassen Sie die Kinder einfach ausprobieren, was ihnen gefällt. Wenn die Kinder bereits mit den Übungen aus diesem Buch vertraut sind, können Sie sie auch versuchen lassen, was der kleine Spatz noch so alles auf dem Kopf machen kann. Vielleicht gefällt es den Kindern, den Spatz mit seinen kleinen Füßen auf der Kopfhaut spazierengehen zu lassen. Die Kinder können auf diese Weise selbst herausfinden, was ihnen und anderen guttut.

35

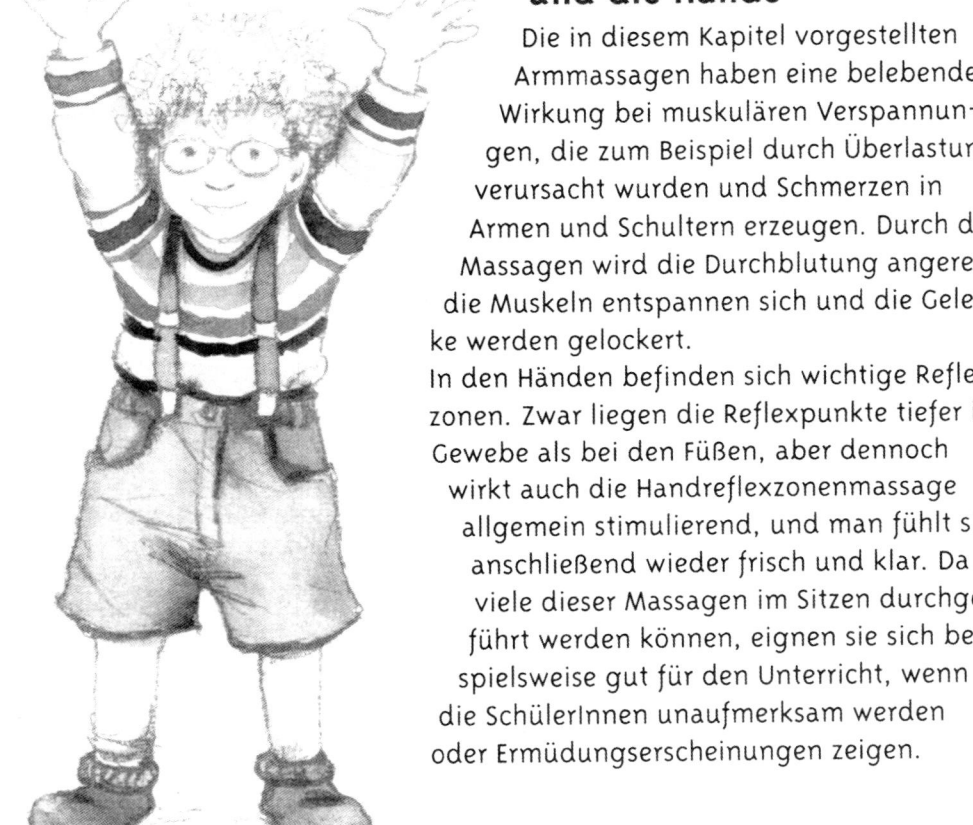

Die Arme und die Hände

Die in diesem Kapitel vorgestellten Armmassagen haben eine belebende Wirkung bei muskulären Verspannungen, die zum Beispiel durch Überlastung verursacht wurden und Schmerzen in Armen und Schultern erzeugen. Durch die Massagen wird die Durchblutung angeregt, die Muskeln entspannen sich und die Gelenke werden gelockert.

In den Händen befinden sich wichtige Reflexzonen. Zwar liegen die Reflexpunkte tiefer im Gewebe als bei den Füßen, aber dennoch wirkt auch die Handreflexzonenmassage allgemein stimulierend, und man fühlt sich anschließend wieder frisch und klar. Da viele dieser Massagen im Sitzen durchgeführt werden können, eignen sie sich beispielsweise gut für den Unterricht, wenn die SchülerInnen unaufmerksam werden oder Ermüdungserscheinungen zeigen.

Hände modellieren

Teilnehmerinnen: mind. 1

Material:
Für jedes Kind etwas Creme oder selbstgemischtes Massageöl

Übungsanleitung:
Ich werde nun herumgehen, und jeder von euch nimmt sich etwas Creme und streicht sie auf seine Hand ... Verreibt nun die Creme in den Hän-den und knetet diese dabei tüchtig

durch ... Ihr könnt euch dabei vorstel-len, daß eure Hände aus einer weichen Modelliermasse sind ... Zuerst knetet ihr die Modelliermasse gut durch, da-mit sie warm wird ... Denn wenn die Modelliermasse ganz warm ist, kann man sie gut formen ... Streicht dabei über die Handrücken, die Handinnen-flächen, eure Finger und Nägel ...
(30 Sek.)
So, nun ist die Modelliermasse schön warm geworden ... Nehmt jetzt die

rechte Hand, und greift mit allen Fingern um den Daumen der linken Hand herum. Dann dreht den Daumen liebevoll hin und her ... Macht das ein paarmal ... Nun könnt ihr mit der Hand den Daumen etwas nach oben ziehen ... Gleitet einfach mit der Hand den Daumen nach oben entlang ... Prima ... Und nun macht dasselbe mit dem Zeigefinger der linken Hand ... Legt dazu wieder eure rechte Hand um den linken Zeigefinger, und dreht diesen hin und her ... Wenn ihr den Zeigefinger einige Male gedreht habt, laßt auch hier die rechte Hand den Zeigefinger entlang nach oben gleiten, so als sollte der Zeigefinger der linken Hand ganz lang und schlank werden ... Dann macht mit dem Mittelfinger der linken Hand weiter ... Erst wieder die rechte Hand um ihn herumlegen und dann den Mittelfinger hin und her drehen ... Zum Schluß laßt die rechte Hand den Mittelfinger entlang nach oben gleiten ... Dabei wird der Mittelfinger lang und schlank ... Massiert und modelliert die restlichen beiden Finger der linken Hand ganz genauso, wie wir es bei den ersten drei Fingern gemacht haben ... Wer nicht mehr weiterweiß, kann bei mir oder den anderen Kindern nachschauen ... *(1 Min.)*

Die linke Hand haben wir nun schön modelliert ... Aber die rechte Hand muß natürlich ebenso hübsch aussehen wie die linke ... Also macht an der rechten Hand dasselbe mit jedem Finger, wie wir es bei der linken Hand gemacht haben ... *(2 Min.)*
Zum Schluß knetet eure Hände noch einmal ganz kräftig durch ... Streicht auch über die wunderschönen Handrücken, als wolltet ihr die Handrücken noch schöner modellieren ...

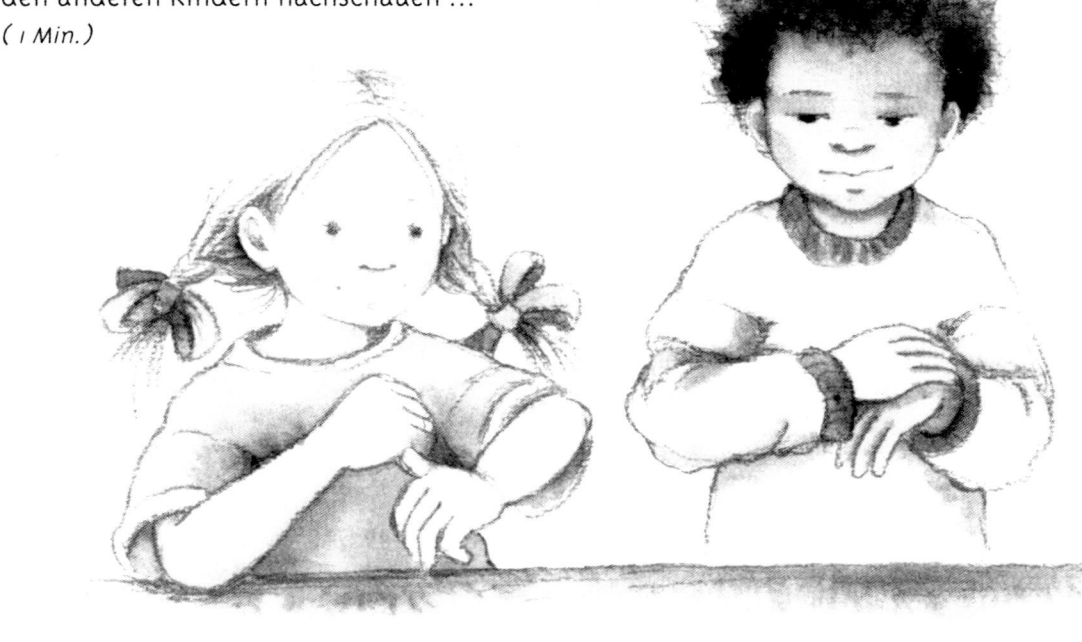

Reibt die Handflächen einen Moment aneinander ... Dann sollten wir auch noch die Haut zwischen unseren Finger ein wenig modellieren ... Ich meine die Stelle, wo Frösche und Enten ihre Schwimmhäute haben ... Wißt ihr, wo ich meine ... Guckt hier, zwischen den einzelnen Fingern ... Nehmt diese Haut zwischen Daumen und Zeigefinger der anderen Hand, und reibt sie warm ... Macht das zwischen allen Fingern der linken und der rechten Hand ...

Bevor unsere Hände nun fertig modelliert sind, müssen wir noch über jeden Fingernagel streichen ... Am besten klappt das mit dem Daumen ... Reibt über jeden Fingernagel einmal kräftig hin und her ... Toll macht ihr das ... *(20 Sek.)*

So, nun sind unsere Hände fertig modelliert ... Bitte schließt für einen Moment eure Augen ... Versucht, eure Hände zu spüren ... Wie fühlen sich eure Hände nun an ... Könnt ihr spüren, wie warm die Hände sind ... Welche Farbe würdet ihr den Händen geben, wenn ihr sie malen würdet ... Überlegt ruhig eine Weile ... Wenn ihr fertig seid, öffnet einfach die Augen, und wartet bitte leise, bis alle soweit sind ... Dann werden wir noch einmal über alles sprechen ...

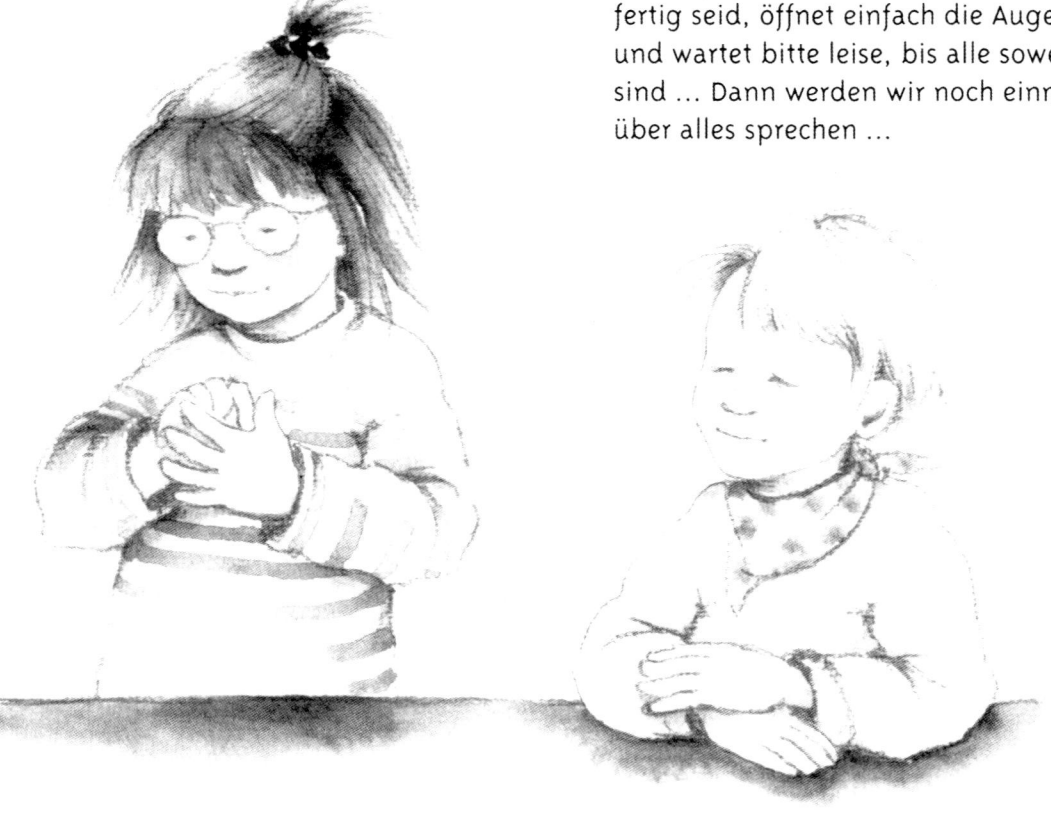

Anmerkung:

Diese Handmassage ist eine wahre Wohltat für Körper und Seele. Man fühlt sich anschließend erfrischt und wohlig warm.

Bei jüngeren Kindern empfiehlt es sich, den Anleitungstext etwas zu verkürzen. Sie könnten den Kindern beispielsweise die Aufgabe stellen, die Creme so in den Händen zu verteilen, daß jede Stelle der beiden Hände etwas abbekommt. Oder die Kinder sollen die Hände einfach so gut durchkneten und massieren, bis sie ganz warm sind.

Für geübte und geduldige Kinder (ab ca. 8 Jahren) können Sie die Handmassage jedoch noch erweitern. Dazu verteilen Sie vor der Übung Decken und Kissen, zünden eine Duftlampe an und dunkeln den Raum etwas ab. Dann wird die Handmassage wie beschrieben auf dem Boden sitzend durchgeführt. Im Anschluß daran machen es sich die Kinder auf den Decken bequem und legen die massierten Hände auf die Haut an einer Körperstelle, an der sie viel Wärme und Energie benötigen. Dabei schließen sie die Augen und versuchen genau zu spüren, was mit den Händen und der Haut passiert. Im Hintergrund kann dazu leise meditative Musik laufen.

Oder Sie lassen die Handmassage als Partnerübung durchführen. Allerdings sollten die Kinder dann bereits mit dieser Art Massagen und Übungen vertraut sein, damit sie Stärke und Wirkung der Massagebewegungen schon abschätzen können.

Im Anschluß könnten Sie an die Kinder Papier und Stifte verteilen und sie bitten, aufzumalen, was sie gespürt oder gesehen haben.

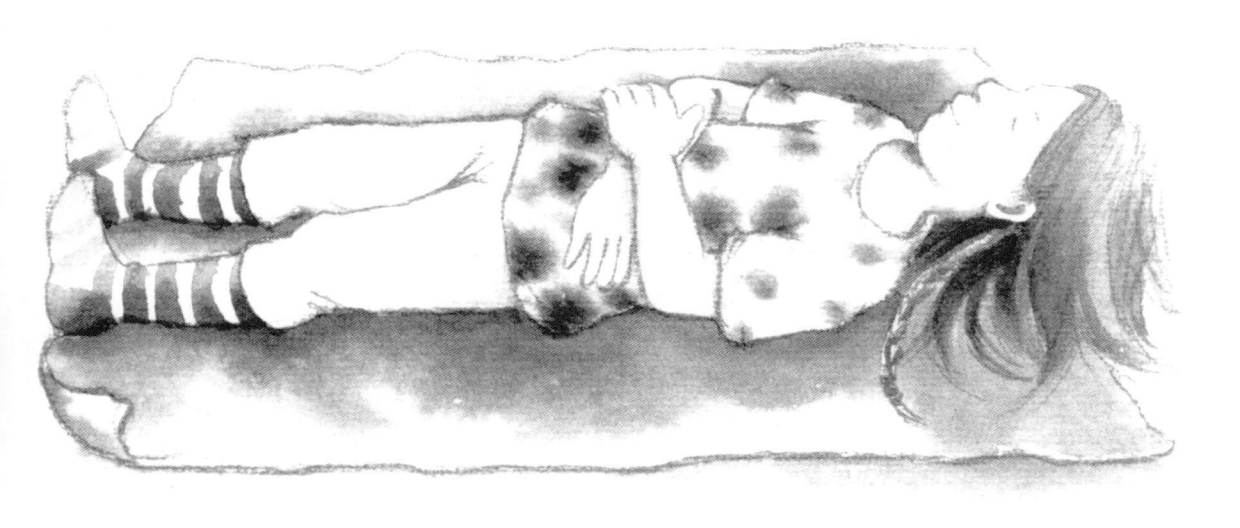

Ich streiche dir alle Schmerzen aus den Armen

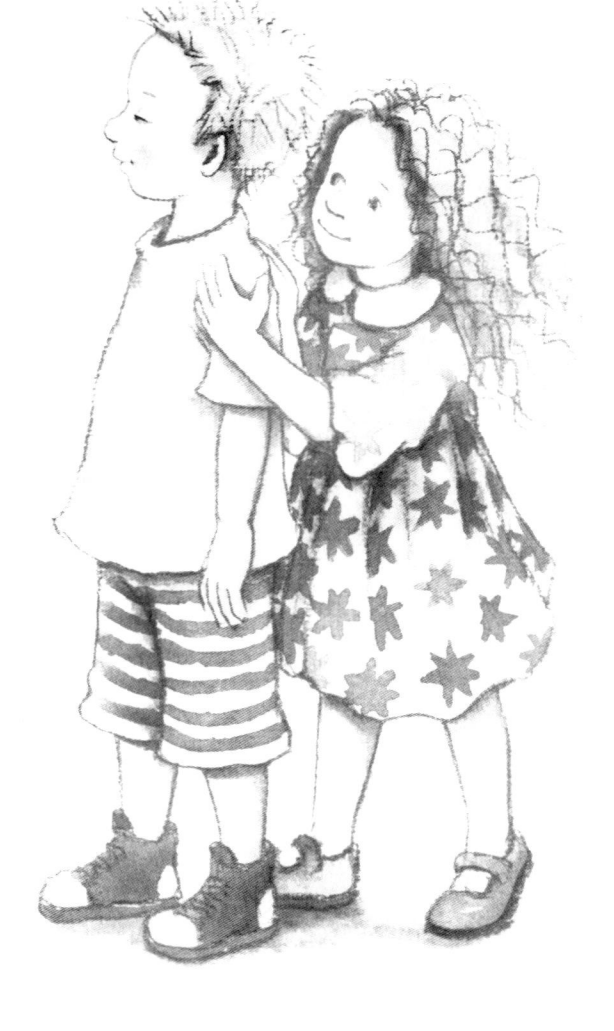

TeilnehmerInnen: mind. 2

Material:
Meditative Musik, Kassettenrekorder, eventuell Duftlampe und Aromaöl

Übungsanleitung:
Ich werde nun herumgehen und abwechselnd abzählen: Fee – Kind – Fee – Kind – Fee und so weiter. Diejenigen, die die Kinder sind, verteilen sich bitte gleichmäßig im Raum, so daß sie genug Platz um sich herum haben ...
Wenn jeder einen guten Platz gefunden hat, werde ich die Zaubermusik anstellen, die aus dem Zauberland leise herüberweht. Sobald die Zaubermusik erklingt, dürfen die Feen losfliegen, jede zu einem Kind. Zu jedem Kind kommt eine Fee aus dem fernen Zauberland!

(Die Musik wird nun leise eingespielt, und die „Feen" suchen sich je ein Kind.)

Die Feen kommen aus dem fernen Zauberland und wollen den Kindern helfen, alle Schmerzen aus den Armen loszuwerden ... Dazu stellen sich die Feen an einen Arm und legen ihre Hände vorsichtig wie eine kleine Schale über die Schulter des Kindes ...
Die Kinder können dabei ihre Augen schließen ... Nun beginnen die Feen aus dem Zauberland, mit ihren Händen die Schulter und den ganzen Arm hinunterzustreichen ... Dann die Hand entlang ... Wenn die Fee unten angekommen ist, kann sie ihre eigenen Hände kräftig ausschütteln, um die Schmerzen und Anspannung zu ver-

vertreiben ... Dann legen die Feen die Hände wieder um die Schulter, als wollten sie diese schützen ... Jetzt streichen sie wieder mit ihren Zauberhänden die Arme entlang, die Hand hinunter ... Die Feen schütteln ihre Zauberhände aus und legen sie anschließend noch einmal auf die Schulter des Kindes ... Wieder streichen die Feen mit ihren warmen Zauberhänden den Arm hinunter, dann die Hand, und zum Schluß schütteln die Feen ihre eigenen Hände wieder aus ... Die Feen haben den einen Arm des Kindes geheilt, doch nun fliegen sie um das Kind herum zu dem anderen Arm ... Wenn die Feen dort angekommen sind, werden sie ihre Zauberhände schützend auf diese Schulter des Kindes legen ... Dann streichen die heilenden Zauberhände den anderen Arm hinab, dann die Hand bis unten hin ... Die Feen müssen ihre Zauberhände wieder kräftig ausschütteln, bevor sie ihre Hände erneut auf die Schulter des Kindes legen ... Die Feen aus dem fernen Zauberland sind sehr kluge Geschöpfe und machen diese Übung mit ihren Zauberhänden noch zweimal allein, ohne daß ich dabei spreche ... Ganz still ist es dabei ... Und wenn es ganz besonders still ist, kann man in der Ferne die zauberhafte Musik aus dem Zauberland hören ... (1 Min.) So, liebe Feen, nun verabschiedet euch von dem Kind, das ihr gerade geheilt habt ... Wenn ihr möchtet, könnt ihr euch umarmen oder auch die Hand geben ... Dann wünschen wir euch einen guten Heimflug ins Zauberland ...

Anmerkung:

Im Anschluß daran sollte die Übung noch einmal mit vertauschten Rollen durchgeführt werden. Jeder sollte einmal Fee und einmal krankes Kind gewesen sein. Wenn die Kinder die Übung gut annehmen und keine Schwierigkeiten haben, können Sie die Anweisung für die Feen auch nur einmal sprechen und die Kinder den Rest allein durchführen lassen. Diese Massage entspannt neben Armen und Händen den Schulter- und Nackenbereich. Wenn die Kinder beispielsweise traurig und betrübt sind, kann diese Übung ihnen im wahrsten Sinne des Wortes „die Last von den Schultern nehmen". Die meditative Musik unterstützt die heilsame Wirkung und wird die Stimmung wieder bessern. Zusätzlich können sie hierbei eine Duftlampe mit geeignetem Aromaöl einsetzen.

Der Zustand unseres Rückens und unser inneres Wohlbefinden beeinflussen sich gegenseitig: Leiden wir unter Verspannungen im Rückenbereich, ist insgesamt unsere Bewegungsfreiheit und damit unsere Freude an vielen Dingen eingeschränkt. Umgekehrt wirken sich Gefühle der Traurigkeit oder Ängste auf unsere Haltung aus, und wir gehen leicht gebeugt.

Die Massagen in diesem Kapitel helfen, den Rücken zu stärken, innere Unruhe abzubauen, und tragen damit zur Entspannung von Körper und Seele bei.

Der Rücken und der Bauch

Im Bauchraum befinden sich eine Vielzahl von Nervensträngen, die etwa eine Handbreit über dem Bauchnabel zu einem großen, sehr wichtigen Nervenknoten zusammenfließen: dem Sonnengeflecht. Diese Nerven sind für die Organe im Bauchraum zuständig, wie beispielsweise Magen, Darm, Leber, Bauchspeicheldrüse und Nieren. Sind wir großen seelischen Belastungen ausgesetzt oder erleben häufig Streß, treten Verspannungen auf, die zu Bauch- oder Magenschmerzen führen. Dabei ziehen sich die Nervenstränge zusammen, und die Durchblutung wird gehemmt. Durch gezielte Übungen entspannen sich die Nerven und Gefäße im Bauchraum wieder und sorgen für eine bessere Durchblutung und einen gut funktionierenden Stoffwechsel, der wichtig für die Entgiftung unseres Körpers ist.

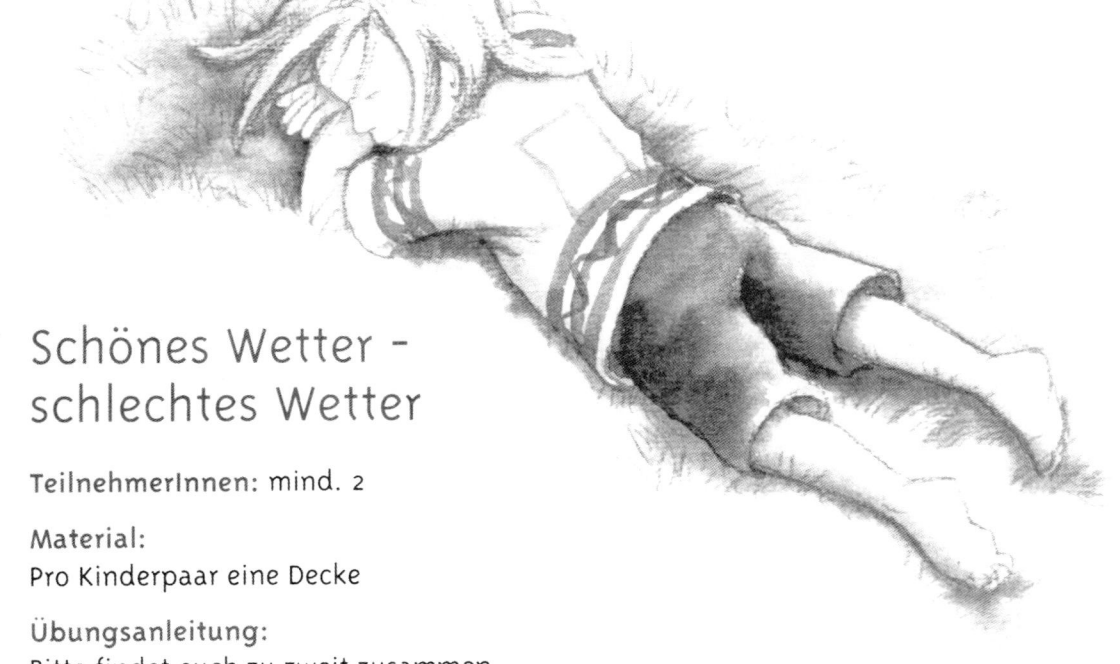

Schönes Wetter – schlechtes Wetter

TeilnehmerInnen: mind. 2

Material:
Pro Kinderpaar eine Decke

Übungsanleitung:
Bitte findet euch zu zweit zusammen, und sucht euch hier im Raum einen schönen Platz, der euch gefällt … Breitet dort die Decke aus … Einer von euch legt sich als erster mit dem Bauch nach unten auf die Decke. Er sollte einen Moment in sich hineinhorchen, ob ihn auch nichts mehr stört oder vielleicht am Bauch drückt … Nun berührt derjenige, der sitzt, mit seinen Händen den Rücken des liegenden Kindes … Öffnet eure Hände dabei weit, und streicht über den Rücken … Stellt euch dabei vor, daß eure Hände die warmen Strahlen der Sonne sind, die auf den Rücken hinabscheint … Die liegenden Kinder stellen sich vor, auf einer wunderschönen grünen Sommerwiese zu liegen, die herrlich duftet … Spürt die wärmenden, wohltuenden Sonnenstrahlen auf dem Rücken … Die Sonnenstrahlen wärmen den ganzen Rücken … Auch an den Schultern streichen die Strahlen der Sonne entlang … Über den Hals …Und den Rücken wieder hinunter … Langsam verschwindet die Sonne, und einige dunkle Wolken ziehen auf … Da fällt der erste Regentropfen … Der zweite Tropfen, der dritte und immer mehr Regentropfen fallen aus den dicken Regenwolken auf den Rücken hinunter … *(1 Min.)*

(Die Kinder ahmen das Auftreffen der Regentropfen mit ihren Fingern nach.)

Nun regnet es immer mehr und mehr … Die Regentropfen tröpfeln über den ganzen Rücken … Auch auf den Schultern landen sie … Es werden immer mehr, und sie beginnen, auf den Rücken zu trommeln …

(Die Kinder machen mit beiden Händen lockere Fäuste und klopfen den Rücken ab.)

Der Regen trommelt auf den Rücken … Rechts trommelt er …. Dann trommelt der Regen auf der linken Seite des Rückens … Der Regen trommelt oben an den Schultern … Wandert danach den Rücken wieder hinunter … Jetzt haben sich die dunklen Regenwolken am Himmel ganz dicht zusammengezogen … Es beginnt zu blitzen und zu donnern …

(Mit den Handkanten wird gerade so fest auf den Rücken geklopft, daß es dem liegenden Kind nicht weh tut.)

Das Gewitter zieht langsam weiter, und nun fallen nur noch ein paar Regentropfen vom Himmel … Immer weniger Regentropfen fallen vom Himmel herab … Immer weniger und weniger, bis die dunklen Regen- und Gewitterwolken sich verzogen haben und der Himmel wieder strahlend blau ist … Da kommt auch die Sonne wieder zum Vorschein und schickt ihre warmen Sonnenstrahlen auf den Rücken hinunter … Die Sonnenstrahlen wandern über die Schultern … Den Hals … Dann wieder über die Schultern … Den Rücken hinab … Bis der Rücken angenehm warm ist …

So, nun verabschieden sich die Sonnenstrahlen langsam vom Rücken und ziehen sich zurück … Die Kinder, die auf den Decken liegen, sammeln nun all ihre Kraft und Energie und stehen langsam auf, um sich ausgiebig zu strecken, zu recken und sich zu rekeln …

Nun legen sich die anderen Kinder gemütlich auf die Decken …

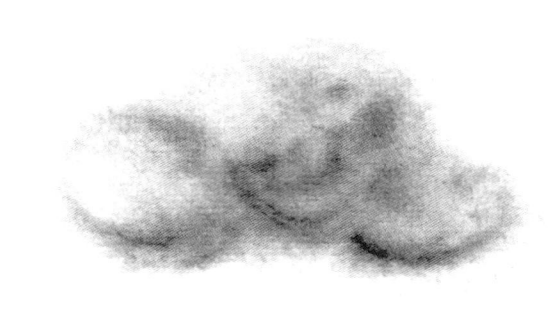

Anmerkung:

Vielleicht haben die Kinder noch weitere Ideen, welches Wetter es geben und mit welchen Bewegungen man es darstellen könnte. Wie wäre es mit einem schönen Regenbogen, dichtem Nebel oder heftigem Wirbelsturm? Im Anschluß an die Übung könnten Sie den Kindern Zeit geben, sich in den Zweiergruppen oder mit der gesamten Gruppe auszutauschen.

Still, ganz still

TeilnehmerInnen: mind. 2

Material:
Pro Kinderpaar eine Decke

Übungsanleitung:
Immer zwei Kinder nehmen sich
zusammen eine Decke und suchen sich
einen gemütlichen Platz, an dem sie
die Decke ausbreiten … Ein Kind legt
sich mit dem Bauch nach unten auf
die Decke … Das andere Kind setzt
sich daneben, etwa in Höhe des Rük-
kens … Die Hand, die dem Rücken des
liegenden Kindes am nächsten ist,
wird nun an die Stelle der Wirbelsäule
gelegt, an der die Hose beginnt … Die
Hand bleibt dort erst einmal ruhig liegen … Dabei können alle Kinder ihre
Augen für einen Moment schließen …
Still ist es nun, ganz still … *(30 Sek.)*

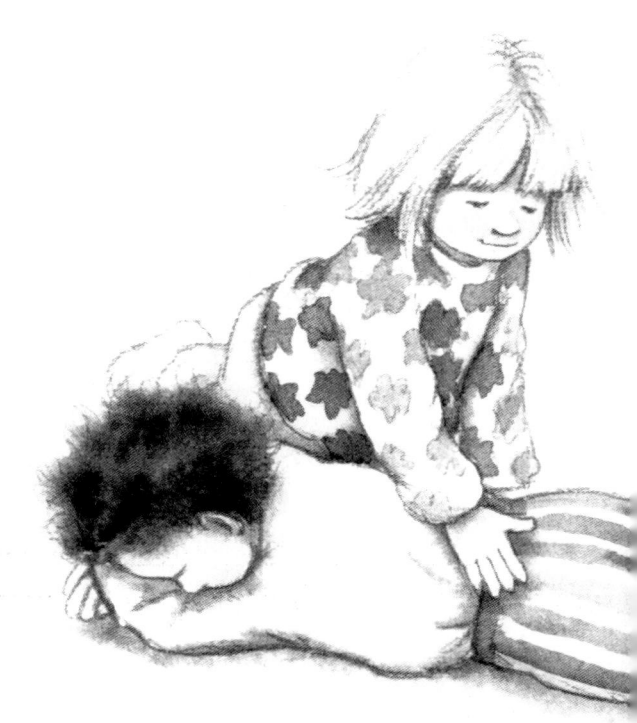

Nun beginnt das sitzende Kind langsam, mit seiner Hand das liegende
Kind leicht hin und her zu wiegen …
Ganz sanft schaukelt die Hand das
Kind hin und her, hin und her … Ganz
ruhig und still … Versucht dabei bitte,
einen gleichmäßigen Rhythmus zu
finden … *(60 Sek.)*
Nun wird das Schaukeln langsamer …
Noch langsamer … Bis es schließlich
ausklingt und die Hand wieder still,
ganz still auf dem Rücken liegt …
Schließt noch einmal für einen Moment die Augen, und spürt in die

Hand und in den Rücken hinein …
Genießt die Ruhe und Stille … *(30 Sek.)*
Dann öffnet eure Augen, und kehrt
mit eurer Aufmerksamkeit langsam
wieder hier in diesen Raum zurück …
Wer mag, kann sich recken und
strecken … Wenn ihr dabei noch einige Male tief ein- und ausatmet, gibt
euch das neue Kraft …
So, wenn nun alle fertig sind, könnt
ihr die Plätze tauschen, damit sich
das andere Kind auch mal hinlegen
kann …

Anmerkung:

Diese Übung wirkt sehr entspannend und beruhigend, vor allem auf Kinder, denen Selbstvertrauen fehlt oder die sehr ängstlich sind. Schon Säuglinge werden durch sanftes und gleichmäßiges Wiegen getröstet und beruhigt.

Achten Sie darauf, daß die Kinder ihre Hand nicht zu schnell bewegen. Es soll ein sanftes Wiegen entstehen und keine wilde Schaukelei. Dennoch kann mit der Hand ein leichter Druck auf das Kreuzbein, also die Stelle am unteren Teil der Wirbelsäule, an der meist die Hose endet, ausgeübt werden.

Dann kann durch das leichte Bewegen der Hand ohne besonderen Kraftaufwand der ganze Körper zum Wiegen gebracht werden. Diese Übung können Sie auch bereits mit jüngeren Kindern durchführen. Allerdings sollte die Anzahl der teilnehmenden Kinder nicht allzu groß sein, damit Sie notfalls Hilfestellung leisten können. Bei Kindern im Kindergartenalter ist es auch sinnvoll, die Bewegungen zunächst mit einem Kind zu demonstrieren, damit während der Übung keine unnötige Unruhe aufkommt.

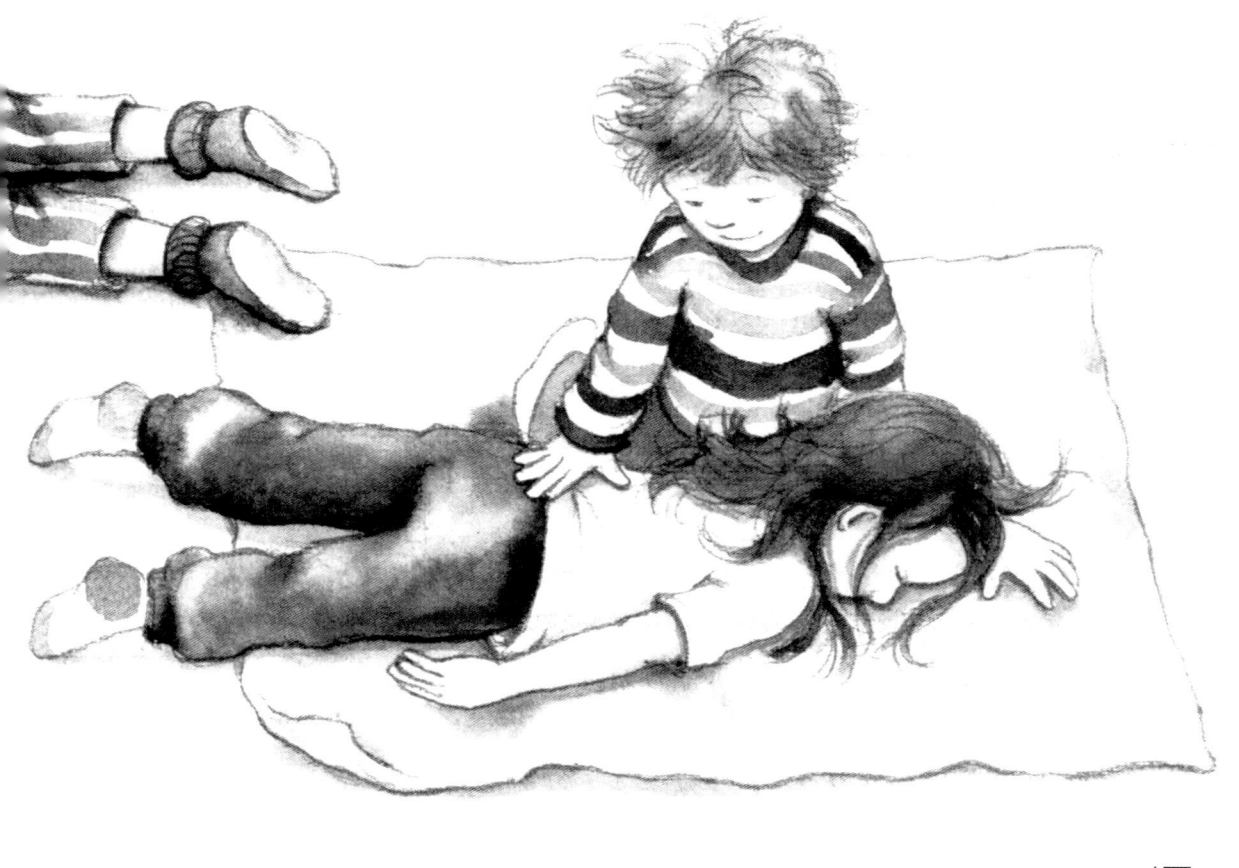

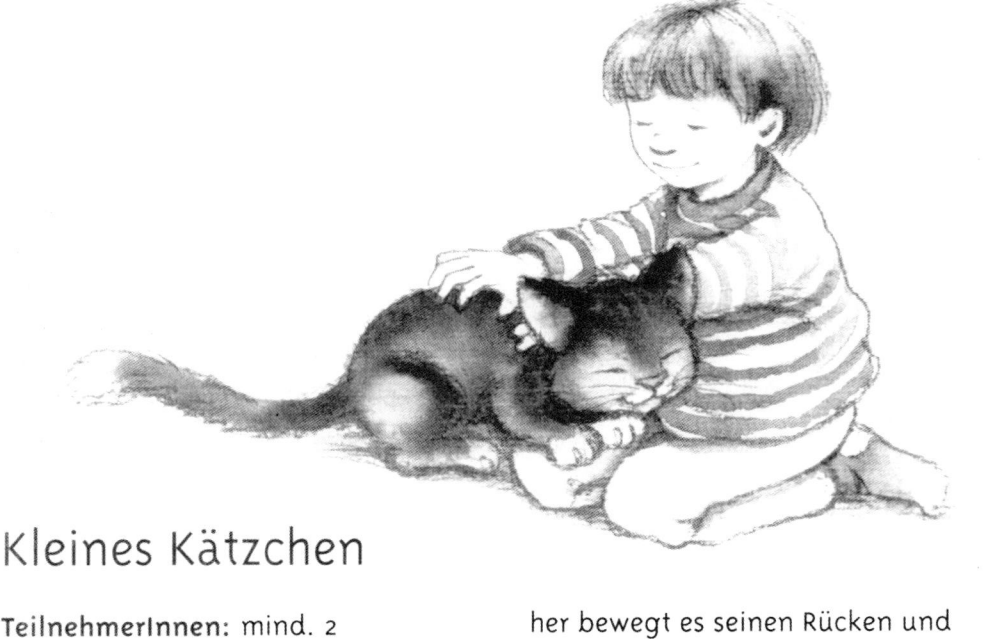

Kleines Kätzchen

TeilnehmerInnen: mind. 2

Material: –

Übungsanleitung:
Für diese Übung sollten sich immer zwei Kinder zusammenfinden … Ein Kind ist dabei ein kleines Kätzchen. Das andere Kind hat das kleine Kätzchen geschenkt bekommen und es sich mit ihm auf dem Boden bequem gemacht …
Das kleine Kätzchen schnurrt und fühlt sich wohl … Vorsichtig bewegt es seinen Rücken, während das Kind seine Hände auf den Rücken des kleinen Kätzchens legt … Das Kätzchen kuschelt seinen Rücken richtig in die Hände des Kindes hinein, so daß er ein bißchen massiert und gekrault wird …
Mmm, das kleine Kätzchen schnurrt leise, so gut tut ihm das … Hin und her bewegt es seinen Rücken und kuschelt sich in die Hände des Kindes hinein … Wieder und immer wieder … (1 Min.)
Nun rollt sich das kleine Kätzchen müde und zufrieden zusammen … War das vielleicht schön, denkt es, und im Nu ist es auch schon eingeschlafen …
Das Kind streicht mit seinen Händen noch einige Male über den Rücken des kleinen Kätzchens …
So, jetzt spielt das andere Kind das kleine Kätzchen …

Anmerkung:
Diese Rückenmassage benötigt kaum Anleitung und ist deswegen auch gut für die Arbeit mit jüngeren Kindern geeignet. Wenn die Kinder mit den Übungen dieses Buches vertraut sind, können Sie im Hintergrund meditative Musik laufen lassen. Die Kinder probieren dabei aus, was das „kleine Kätzchen" gern mag und was ihm guttut!

Auf der Autobahn

TeilnehmerInnen: mind. 2

Material:
Decken, Spielzeugautos in unterschiedlichen Größen (möglichst mit Rädern aus Holz)

Übungsanleitung:
Heute möchte ich mit euch eine ganz besonders lustige Massage machen. Bitte sucht euch einen Partner, mit dem ihr diese Übung gemeinsam durchführen möchtet ... Habt ihr ein Kind gefunden, holt euch zunächst eine Decke, und sucht euch dann einen Ort, an dem ihr die Decke ausbreiten möchtet ... Paßt aber auf, daß um euch herum noch ausreichend Platz bleibt, damit ihr keine anderen Kinder stört ... Ich werde nun herumgehen und Fahrzeuge an euch verteilen, die ihr bitte erst einmal auf die Decke legt ...
Einer von euch legt sich nun auf den Bauch und schließt seine Augen ...
Das andere Kind setzt sich neben den Rücken und wird gleich beginnen, mit einem der Fahrzeuge über den Rücken zu fahren. Denn der Rücken des liegenden Kindes ist eine Autobahn, auf der viele Autos fahren ...Sucht euch ein Auto aus, das zuerst auf der Autobahn fahren soll ... Fahrt damit über den ganzen Rücken ... Nach oben und nach unten ... Fahrt nach rechts und nach links ... *(30 Sek.)*
Nun nehmt noch ein anderes Auto dazu, das ihr mit der freien anderen Hand über den Rücken fahren laßt ... Die Autos fahren mal schnell, mal langsam ... Manchmal müssen die Autos auch um eine Kurve fahren ... Denkt euch selbst etwas aus, was die Autos auf der Autobahn alles machen, wie und wohin sie fahren ... Paßt aber auf, daß die Autos nicht zusammenstoßen ... *(1-2 Min.)*
Jetzt tauscht bitte die Plätze, damit sich das andere Kind hinlegen kann ...

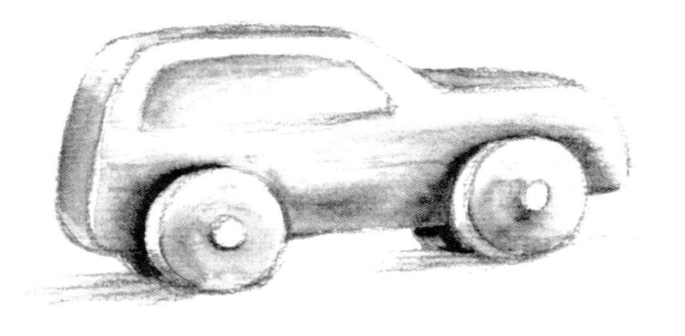

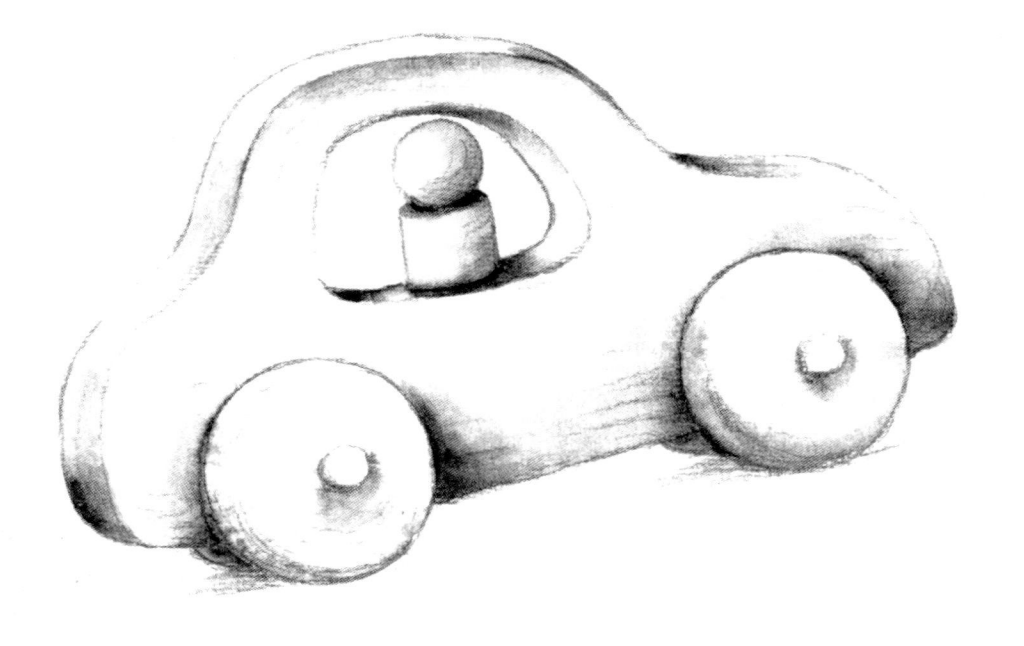

Anmerkung:

Diese Massage findet bei Kindern großen Anklang. Meist haben sie viele eigene Ideen, was die Autos auf der Autobahn so alles machen können.

Pro Zweiergruppe sollten 2-3 verschiedene Autogrößen zur Verfügung stehen. Notfalls können die Kinder nach einiger Zeit die Autos auch tauschen; dies bringt jedoch Unruhe mit sich, was sich ungünstig auf den Entspannungseffekt auswirkt.

Meist haben die Kinder zu Hause eine große Auswahl an Fahrzeugen, so daß sie auch welche mitbringen können.

Wenn die Kinder viel Zeit benötigen, um eigene Ideen zu erproben, können Sie wie bei den vorherigen Massagen auch wieder meditative Musik leise im Hintergrund laufen lassen.

Sanfte Bauchmassage

TeilnehmerInnen: mind. 2

Material: Pro Kind eine Decke

Übungsanleitung:

Sucht euch bitte einen Partner, und holt euch eine Decke, die ihr an einem schönen Platz ausbreitet ... Einer von euch legt sich auf den Rücken ... Das andere Kind setzt oder hockt sich neben den Bauch und legt eine Hand auf den Bauchnabel ... Schließt für einen Moment die Augen, und spürt einfach die Hand und den Bauch ... Das sitzende Kind beginnt nun, mit der gesamten Handinnenfläche Kreise auf den Bauch zu malen ... Viele kleine und auch große Kreise malt die Hand auf den Bauch ... Ganz ruhig und ohne Hast malt die Hand einen Kreis nach dem anderen ... Mal werden die Kreise kleiner ... Danach malt die Hand wieder größere Kreise ... Doch egal, wie groß die Kreise sind, die Bewegungen sind immer ruhig und gleichmäßig ... Der Bauch wird so ganz warm ... Spürt die Wärme in der Hand und im Bauch ... Ganz angenehm warm ist der Bauch nun, und er kann sich wunderbar entspannen ... *(30 Sek.)*
Nun werden die Kreise kleiner und langsamer ... Bis die Hand schließlich wieder auf dem Bauchnabel ruht ... Auch das sitzende Kind kann nun noch mal seine Augen schließen ... Spürt

wieder die Hand und den Bauch ... Wie fühlt sich die Haut nun an ... Könnt ihr einen Unterschied feststellen ... Genießt noch einen Moment die Ruhe und Stille ... Spürt dabei die Hand und den Bauch ... Dann sammelt alle Kraft und Energie, und kehrt hier in diesen Raum zurück ...

Anmerkung:

Lassen Sie die Kinder im Anschluß an diese Übung die Rollen tauschen. Danach ist es sinnvoll, daß die Kinder sich entweder mit dem Partner oder mit der Gesamtgruppe austauschen und über ihre Eindrücke und Erfahrungen reden.

Die Beine und die Füße

Ob Laufen, Hüpfen oder Springen - bei fast jeder Form der Bewegung müssen unsere Beine und Füße hohe Leistungen erbringen. Eine Vielzahl von Muskelgruppen und Gelenken arbeiten hier zusammen, und eine Massage wirkt wie eine wahre Wohltat. Die Kinder werden Beine und Füße intensiv und bewußt erleben und empfinden. In den Füßen befinden sich außerdem wichtige Reflexzonen, die durch die Übungen stimuliert werden. Dies regt den gesamten Energiefluß im menschlichen Körper an, lindert Schmerzen und fördert den Stoffwechsel.

Mein Fuß – dein Fuß

TeilnehmerInnen: mind. 2

Material: -

Übungsanleitung:

Zieht euch eure Schuhe und Strümpfe aus, und legt euch in zwei gegenüber-liegenden Reihen auf den Boden. Ihr müßt so liegen, daß ihr mit euren Füßen die Füße eines anderen Kindes berühren könnt ... Wenn nun alle einem solchen Partner gegenüberlie-gen, schließt für einen Moment die Augen ... Spürt dabei zunächst die eigenen Füße ... *(20-30 Sek.)*
Dann spürt, wie eure Füße die Füße des gegenüberliegenden Kindes berühren ... *(20-30 Sek.)*
Haltet die Augen während der Übung am besten geschlossen ... Ihr könnt nun die Füße leicht bewegen ... Aber achtet darauf, daß ihr den Kontakt zu den Füßen des anderen Kindes nicht verliert! Versucht gegenseitig, eure Füße zu berühren ... Zu bewegen ... Und zu massieren ... Genießt dabei die Ruhe und Stille im Raum, und seid mit eurer Aufmerksamkeit ganz bei den Füßen ... Probiert mit eurem Partner gemeinsam aus, was euch gefällt ... Und laßt euch Zeit dabei ...
(2-3 Min.)

Nun laßt die Bewegungen der Füße wieder ruhiger werden, bis die Füße schließlich ganz still auf dem Boden liegen ... Achtet dann einen Moment auf euren Atem ... Laßt den Atem bis tief in den Bauch hineinfließen ... Ganz ruhig und regelmäßig fließt der Atem in euch hinein ... *(20 Sek.)*
Reckt und streckt euch nun, bis ihr euch wieder voller Kraft und Energie fühlt!

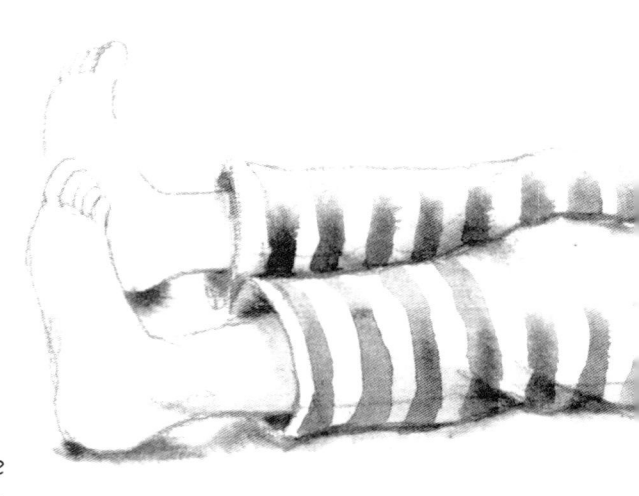

Anmerkung:

Diese Massage der Füße setzt ein gewisses Maß an Einfühlungsvermögen voraus und sollte deshalb erst dann mit den Kindern durchgeführt werden, wenn sie bereits mit einigen solcher Übungen vertraut sind.

Ein schrecklich
nettes Kuddelmuddel

Teilnehmerinnen: mind. 4

Material:
Eine große Decke oder ein Schwung-
tuch, meditative Musik, ein Kassettenrekorder

Übungsanleitung:
Zieht euch Schuhe und Strümpfe aus,
und legt euch bitte so auf den Boden,
daß ihr im Kreis liegt und sich alle
eure Füße in der Kreismitte berühren...
Nun werde ich ein Tuch über die
Beine und Füße legen ...
Seid bitte ganz ruhig, schließt eure
Augen, und achtet einen kleinen
Moment darauf, wie euer Körper auf
dem Boden liegt ... Spürt den Boden
unter euch, der euch sicher trägt ...
Versucht dabei, euren Atem zu spüren,
wie er sanft hinein- und wieder
hinausfließt ... Ganz ruhig und
regelmäßig fließt euer Atem ... Laßt es
einfach in euch atmen ... (30-60 Sek.)
Dann wandert mit eurer Aufmerksamkeit zu den Füßen hinunter ... Spürt
eure Füße ... Um die Füße herum ist
ein schrecklich nettes Kuddelmuddel
... Wenn ihr mögt, könnt ihr damit
beginnen, eure Füße langsam hin und
her zu bewegen ... Was machen die
anderen Füße ... Bewegt die Füße ganz
sanft und sacht, so daß die Bewegung

keinem anderen Kind in dem schrecklich netten Kuddelmuddel weh tut ...
Wenn ihr einen Fuß besonders gut
spürt, könnt ihr diesen mit euren
Zehen leicht kitzeln ... Oder ihn sanft
streicheln und massieren ... Jeder Fuß
versucht, einem anderen Fuß, den er
in dem netten Kuddelmuddel trifft,
etwas Gutes zu tun, während die
Musik leise im Hintergrund erklingt ...

(2-3 Minuten)

*(Die meditative Musik wird nun leise
eingespielt.)*

Nun wird die Musik langsam leiser ...
immer leiser, bis sie ganz verklingt ...
Auch die Bewegungen der Füße im
Kuddelmuddel werden sanfter und
langsamer ... Bis auch sie schließlich
aufhören und die Füße ganz ruhig und
still daliegen ... Atmet jetzt einige
Male tief ein und aus ... Öffnet dann
eure Augen, und kommt mit eurer
Aufmerksamkeit hier in diesen Raum
zurück ...

Anmerkung:

Diese Übung fördert das Gruppengefühl. Die Kinder bekommen intensiven Kontakt zueinander und lernen, mit anderen zu kooperieren. Je nach ihrer Ausdauer können Sie auch ein ganzes Musikstück laufen lassen und die Kinder auffordern, eine kleine Geschichte zu dem Kuddelmuddel zu träumen.

Wenn die Kinder möchten, können Sie ihnen dazu noch Decken und Kissen geben, damit sie sich gemeinsam ein großes gemütliches „Lager" für das Kuddelmuddel schaffen können. Auch können Sie den Raum etwas abdunkeln und eventuell eine Duftlampe mit Aromaöl einsetzen.

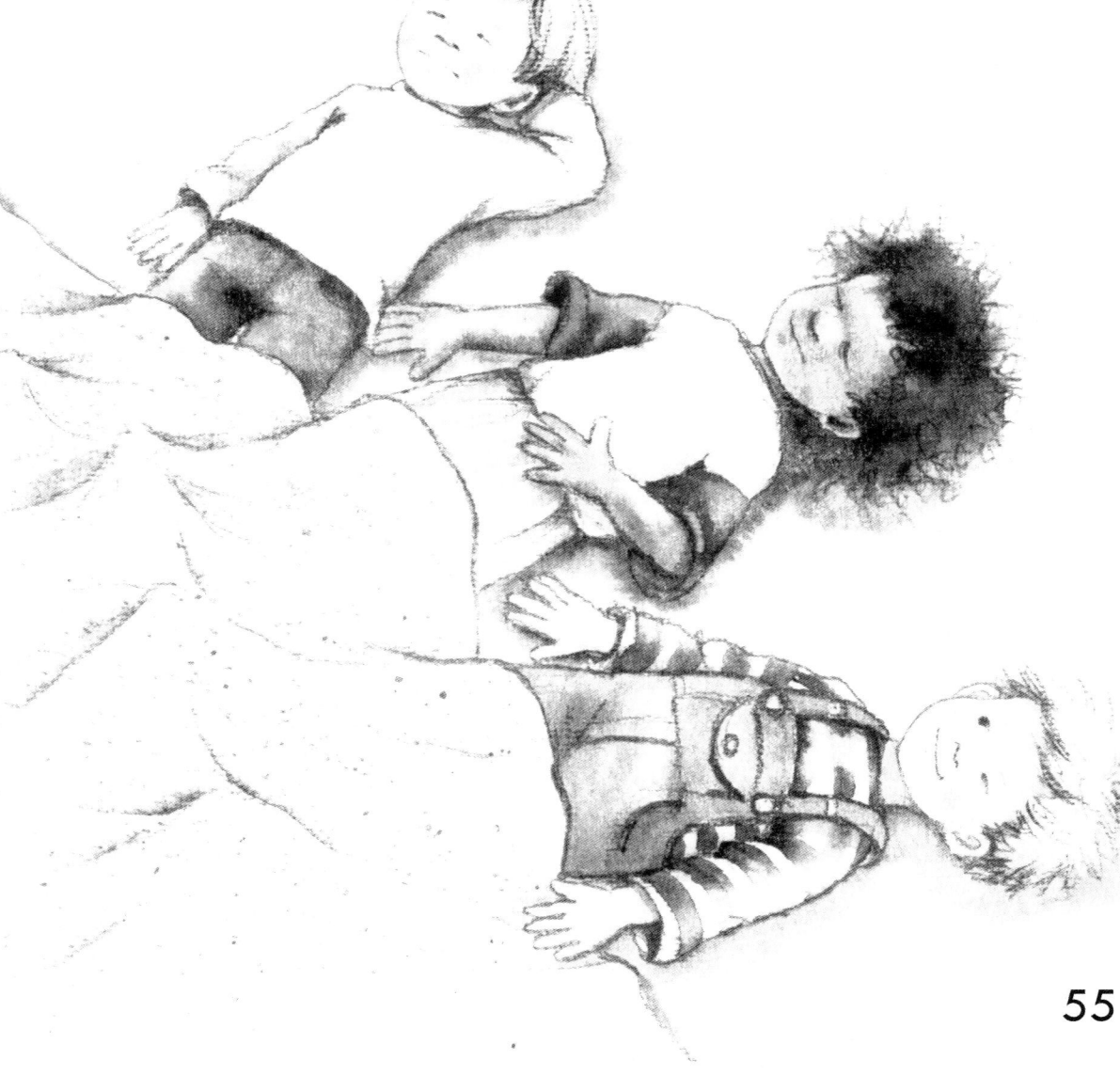

Der Pinguin, der zu-viel Schlittschuh lief

Teilnehmerinnen: mind. 2

Material: Decken und Kissen

Übungsanleitung:

Ich habe hier im Raum Decken verteilt, auf denen jeweils ein Kissen liegt. Bitte geht nun im Raum umher, und sucht euch eine Decke oder ein Kissen aus, auf das ihr euch setzt. Auf jedem Kissen oder jeder Decke soll also jeweils ein Kind sitzen ...

So, nun haben alle einen Platz gefunden. Die Kinder, die auf der Decke sitzen, stehen bitte auf und setzen sich gemütlich ans Fußende der Decke ... Die Kinder, die auf dem Kissen sitzen, legen sich der Länge nach auf die Decke und betten ihren Kopf auf das Kissen ...

Die liegenden Kinder stellen sich nun vor, daß sie Pinguine sind. Pinguine lieben die Kälte und das Eis, und und

besonders gern laufen sie Schlittschuh ... Unsere Pinguine aber sind so lange und so weite Strecken mit ihren Schlittschuhen gelaufen, daß ihnen nun die Füße und Knöchel schmerzen ... Die Kinder, die am Fußende der Decke sitzen, können den armen Pinguinen helfen. Dazu brauchen sie nur die Füße und Fußknöchel sanft zu massieren, zu reiben und zu streicheln, so daß die Schmerzen in den Pinguinfüßen langsam nachlassen ... Jedes Kind probiert aus, welche

Berührungen seinem Pinguin am schnellsten helfen und ihm am besten gefallen ...
Nun dürfen die Pinguine, die zuviel Schlittschuh gelaufen sind, ihre Augen schließen und neue Kraft tanken, während die Kinder ihnen sanft die Füße und Knöchel massieren, um die Schmerzen zu vertreiben ... *(3-5 Min.)*

Den Pinguinen geht es nun schon viel besser, und die Kinder können mit der Massage aufhören. Die Pinguine sammeln all ihre Kraft und Energie, ballen ihre Hände zu festen Fäusten, recken und strecken sich und gähnen lauthals und herzhaft ... Wenn die Pinguine wieder munter sind, wechselt bitte die Plätze, und tauscht die Rollen ...

Anmerkung:
Wenn die Kinder mit der Massage beginnen, können Sie im Hintergrund meditative Musik einspielen. Nachher haben die Kinder vielleicht noch Lust, ein schönes Bild von dem schlittschuhlaufenden Pinguin zu malen.
Diese Massage eignet sich nur für geübte Kinder. Denn wenn sie überfordert sind und überhaupt nicht wissen, wie sie die Füße der „Pinguine" massieren, streicheln oder berühren sollen, ist die angegebene Zeit zu lang, und es kommen Langeweile und Unruhe auf.

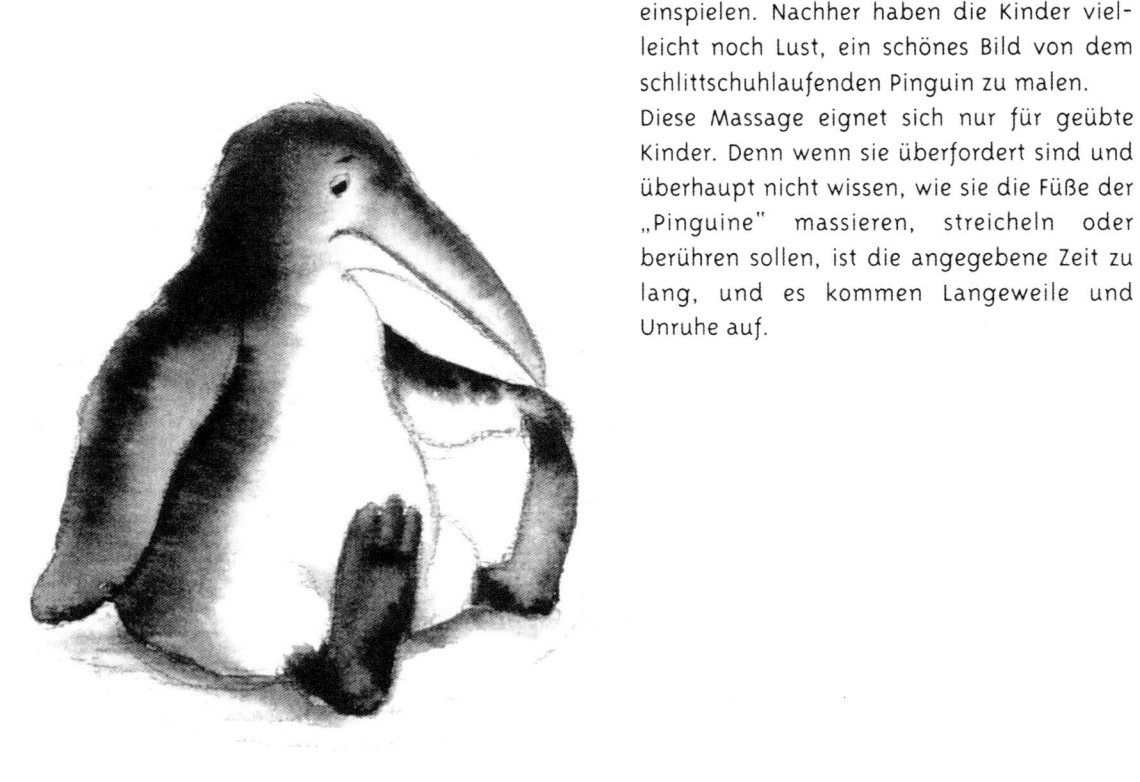

Abschließende Übungen

Die in dem letzten Kapitel vorgestellten Massagen, Spiele und Übungen verbinden bisher einzeln erprobte Abläufe miteinander und haben somit eine vertiefende Wirkung. Die Kinder werden angeregt, sich gegenseitig Gutes zu tun und zu verwöhnen und insgesamt eigene Ideen zu entwickeln und fortzuführen. Geben Sie ihnen dazu ausreichend Zeit und Gelegenheit, unterstützen Sie sie in ihren Träumen und in ihrer Phantasie. Wenn auch Sie als Erwachsene bereit sind, Ihr „inneres Kind" zu akzeptieren und sich Ihren Bedürfnissen zu überlassen, werden Sie gemeinsam mit den Kindern wundervolle Momente erleben.

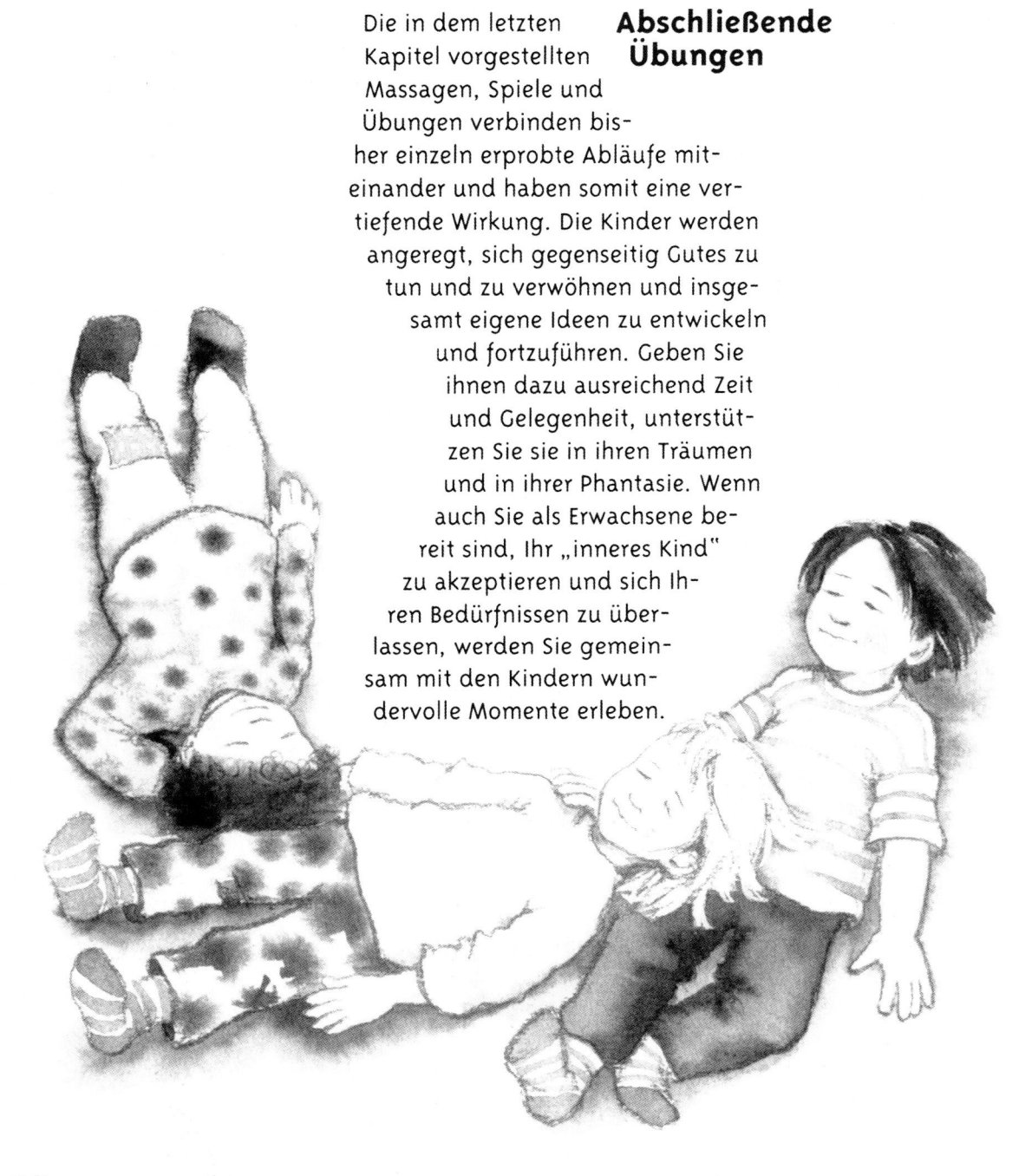

In der Waschanlage

TeilnehmerInnen: mind. 7

Material: -

Übungsanleitung:
Der oder die jüngste von euch fährt als erster durch unsere tolle Waschanlage. Dazu stellen sich die restlichen Kinder in zwei gegenüberliegenden Reihen auf. Zwischen ihnen bleibt eine kleine Gasse, durch die unser Auto fahren kann ... Versucht euch auf die beiden Reihen so zu verteilen, daß auf jeder Seite gleich viele Kinder stehen ...
Wenn das Auto in unsere Waschanlage fahren wird, spielen wir anderen die Bürsten, die das Auto einschäumen, schrubbeln und rubbeln, damit es wieder ganz sauber wird. Dazu können einige Kinder oben das Dach des Autos, also den Kopf, säubern, andere putzen die Scheiben, also den Oberkörper, Rücken und den Bauch des Kindes, und wieder andere nehmen sich die Felgen und Reifen des Autos vor, also die Beine und die Füße ... Bitte achtet als Bürsten darauf, daß ihr das Auto nicht zerbeult oder zerkratzt. Es reicht, wenn ihr es sanft und nur mit leichtem Druck zu reinigen versucht ...
So, liebes Auto, du kannst nun in unsere Waschanlage hineinfahren, um dich schrubben, rubbeln und säubern zu lassen ...

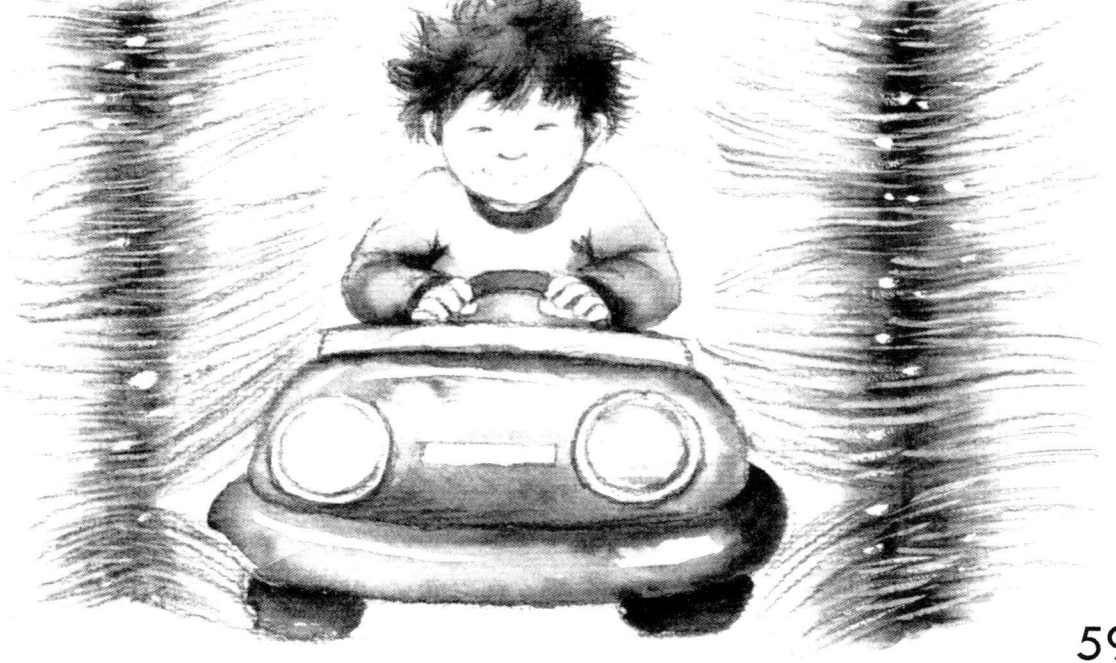

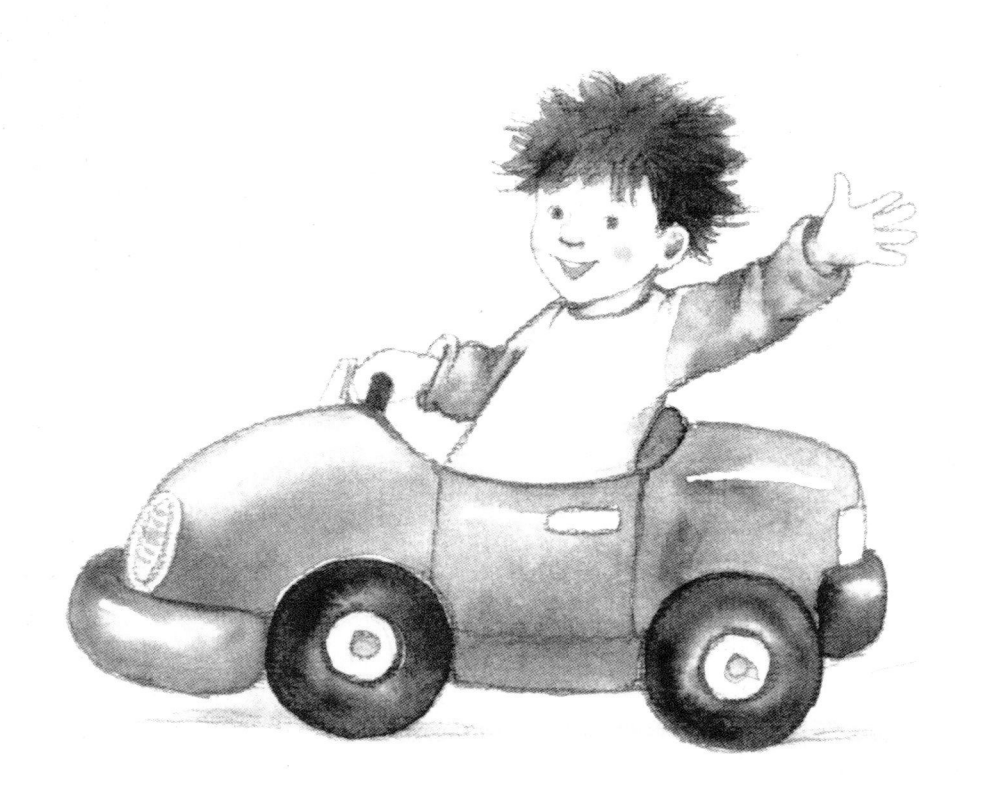

Anmerkung:

Pro Kind kann die Fahrt durch die Waschanlage ruhig 2-3 Minuten dauern. Führen Sie diese Übung mit einer Schulklasse oder Kindergartengruppe durch, die aus 20 Kindern oder mehr besteht, können auch 2 Autos in kleinem Abstand nacheinander durch die Waschstraße fahren, damit die Übung nicht zu lange dauert. Wenn das erste Kind hinten angekommen ist, stellt es sich in eine der beiden Reihen und spielt auch eine Bürste. Nun kann das Kind, das ganz vorn steht, als Auto durch die Anlage fahren etc.

Komm, laß dich verwöhnen

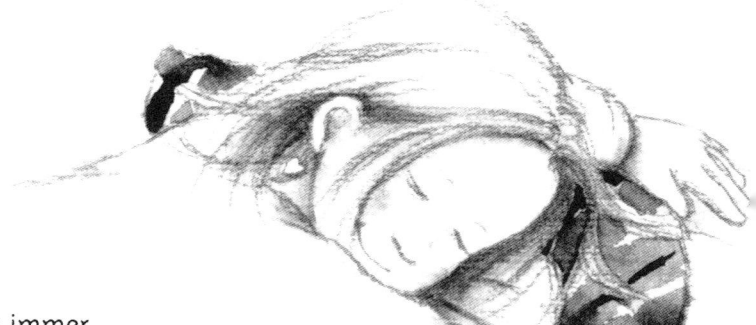

TeilnehmerInnen: mind. 5

Material:
Decken, eventuell Kissen

Übungsanleitung:
Für diese Massage sollten sich immer fünf Kinder als Gruppe zusammenfinden. Der oder die Kleinste aus der Gruppe beginnt und läßt sich von den anderen vier Kindern mit Hilfe der Decke und dem Kissen einen schönen, gemütlichen Platz zum Entspannen einrichten … Ist dieser Platz fertig, kuschelt sich das Kind dort hinein, wobei es sich selbst aussucht, ob es auf dem Bauch oder lieber auf dem Rücken liegen möchte … Wenn sich das Kind rundherum wohl fühlt und es nichts mehr stört, kann es seine Augen schließen, um sich richtig auszuruhen und sich zu entspannen. Die anderen vier Kinder verteilen sich bitte gleichmäßig um das liegende Kind, so daß zwei Kinder etwa in Höhe der rechten und linken Schulter sitzen und die anderen beiden am rechten und linken Bein … Die vier können das liegende Kind nach Herzenslust verwöhnen, indem sie es massieren, ihm über die Haut streichen, dem Kopf etwas Gutes tun, die Beine und Füße durchkneten und so fort. Laßt euch etwas einfallen … Ihr könnt das Kind so verwöhnen, wie ihr es selbst gern hättet … *(3-5 Min.)*
Nun laßt die Berührungen langsam ausklingen … Das liegende Kind kann nun seine Kräfte wieder sammeln und die Augen öffnen … Wenn es dann aufgestanden ist, sucht es das nächste Kind aus, das sich hinlegt, um verwöhnt zu werden …"

Anmerkung:
Während die Kinder massieren, können Sie im Hintergrund meditative Musik einspielen. Auf Wunsch der Kinder können Sie auch eine Duftlampe einsetzen.
Bitte achten Sie darauf, daß auch wirklich alle Kinder einmal in den Genuß kommen, von den anderen verwöhnt zu werden!

Im Traumland

TeilnehmerInnen: mind. 8

Material: Meditative Musik,
ein Kassettenrekorder

Übungsanleitung:
Bitte setzt euch alle so in einen Kreis,
daß das Kind vor euch genau zwischen
euren Beinen sitzt und ihr selbst zwischen den gegrätschten Beinen des
Kindes hinter euch ...
Schließt nun die Augen, und stellt
euch vor, ihr seid im Traumland ...
Es ist heute ein wunderschöner Tag ...
Der Himmel ist strahlend blau, und
die liebe Sonne schickt ihre warmen
Strahlen auf euch hinunter ... Im
Traumland ist es einfach traumhaft,
man kann sich hier wunderbar entspannen und erholen ...
Beginnt nun, den Rücken, die Schultern und den Kopf des vor euch sitzen-
den Kindes liebevoll zu berühren, zu
massieren, zu streicheln oder sanft
durchzuklopfen ... Denn so verschwindet auch die restliche Anspannung
aus dem Körper, und ihr könnt das
Traumland richtig genießen ... Hört
doch nur die Musik ... Während ihr die
entspannende Musik hört, verwöhnt
ihr das Kind vor euch weiter und weiter ... Genießt dabei, daß auch euer
Rücken, die Schultern und der Kopf
gründlich und liebevoll massiert werden ..

Leider ist es nun an der Zeit, unser
Traumland für heute zu verlassen ...
Bringt alle Kraft und Energie mit, die
ihr im Traumland gesammelt habt,
und kommt mit euren Gedanken wieder zurück hier in diesen Raum ...

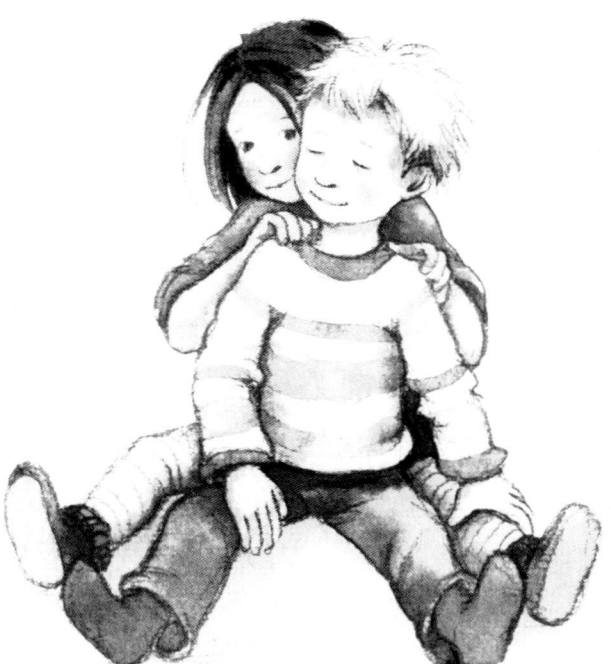

Anmerkung:
Mit dem Beginn der Massage können Sie
leise die Musik einspielen. Lassen Sie dann
den Kindern Zeit. Sie werden es merken,
wenn die ersten Kinder unruhig werden oder
die Übung beenden möchten. Dann blenden
Sie die Musik leise aus und bitten sie,
zurückzukehren.

Die Autorin

Sabine Seyffert, staatl. anerkannte Erzieherin, Entspannungspädagogin und Psychologische Beraterin, ist freiberuflich tätig. Ihre Schwerpunkte bilden Veranstaltungen zu ihren Buchveröffentlichungen sowie Fortbildungsveranstaltungen für PädagogInnen. Seit 1999 bietet sie auch eine Ausbildung zum Entspannungspädagogen für Kinder an.

Beim Menschenkinder Verlag sind bisher folgende Bücher von der Autorin erschienen:

Ein Himmel voller Luftballons
100 Spiele mit Luftballons zum Toben, Entspannen und Träumen

Dschungelfest und Ritterparty
Entspanntes Feiern mit Kindern

Herzlichen Glückwunsch, Pauli!
Ein Spiel- und Spaßbuch für Geburtstagskinder

Meine WeihnachtsZauberwelt
Ein Adventskalenderbuch mit vielen Ideen rund um die Weihnachtszeit

Im Kribbel Krabbel Mäusehaus
Ein Beschäftigungs- und Spielebuch für die Allerkleinsten

Laternentanz und Lichterglanz
Spiele, Lieder und Basteleien rund um die Laternenzeit

Sommer, Spaß und Sonnenschein
Tolle Spiel- und Beschäftigungsideen für die heiße Jahreszeit

Im bunten BastelSpieleLand
Über 100 Beschäftigungsideen mit einfachen Materialien

Frühlingsspaß und Osterhas
Ein Spiel- und Bastelspaß durch die Frühlings- und Osterzeit

Wer Interesse an Veranstaltungen und der Ausbildung zum Entspannungspädagogen hat, wird gebeten, sich schriftlich an folgende Anschrift zu wenden.
Bitte legen Sie unbedingt 2,25 € in Briefmarken als Schutzgebühr bei:

Praxis für Entspannungspädagogik und Kreativität
Sabine Seyffert, Postfach 11 05 23
42305 Wuppertal
E-Mail: sabine.seyffert@ooos.de
www.sabine-seyffert.de

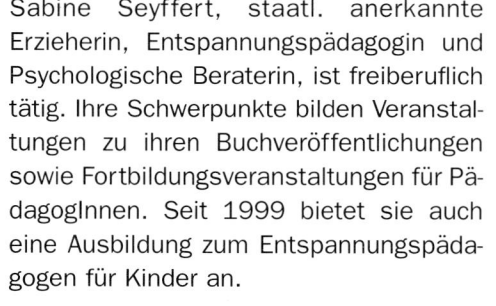

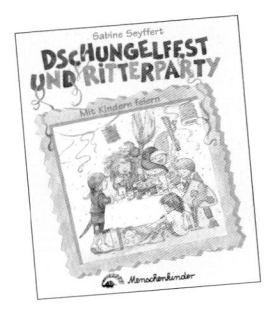

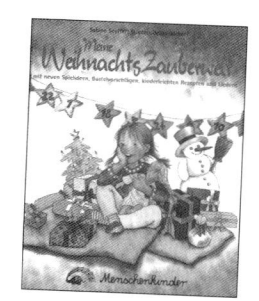

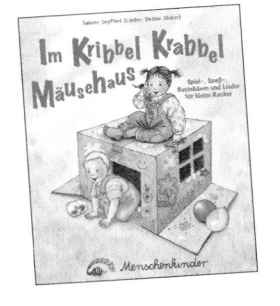

DETLEV JÖCKER & seine Lieder ...durch ein ganzes Kinderleben!

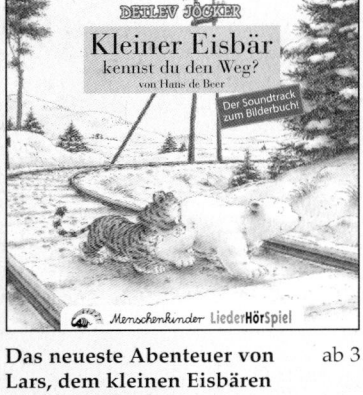

Das neueste Abenteuer von ab 3
Lars, dem kleinen Eisbären
CD / MC / LiederSpieleBuch

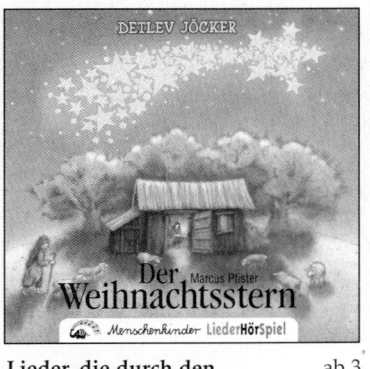

Lieder, die durch den ab 3
Zauber der Weihnachtszeit führen
CD / MC / LiederSpieleBuch

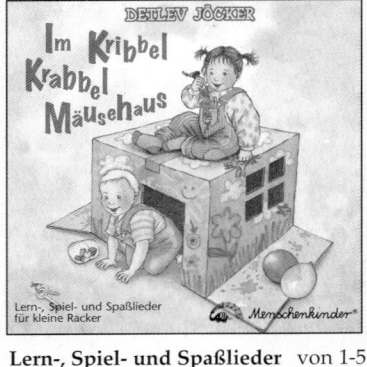

Lern-, Spiel- und Spaßlieder von 1-5
für kleine Racker
CD / MC / LiederSpieleBuch

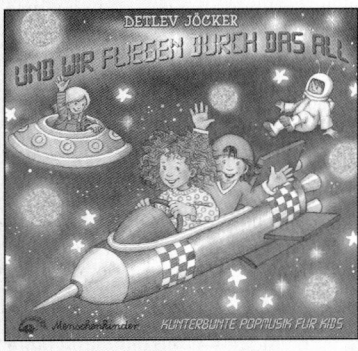

Kunterbunte Popmusik für Kids ab 5
CD / MC

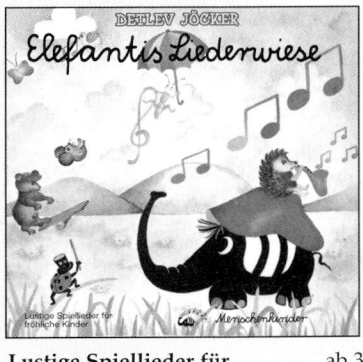

Lustige Spiellieder für ab 3
fröhliche Kinder
CD / MC / LiederSpieleBuch

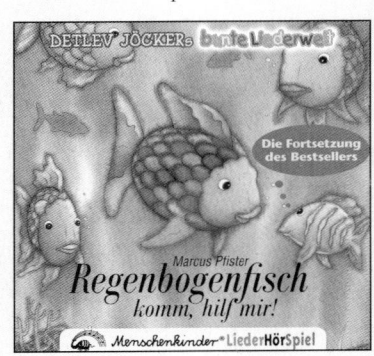

LiederHörSpiel zum Thema ab 3
Helfen macht Mut
CD / MC / LiederSpieleBuch

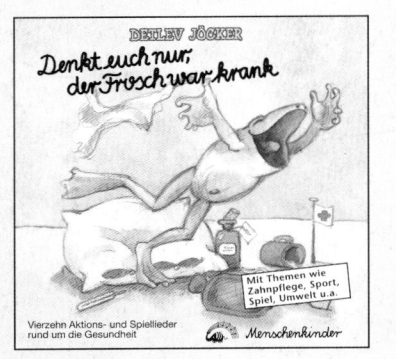

Mitreissende Aktions- ab 4
und Spiellieder
CD / MC / LiederSpieleBuch

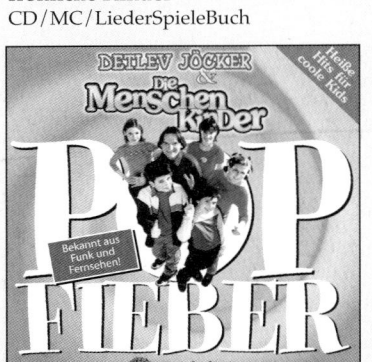

Neue Hits für Kids ab 5
CD / MC / Liedheft

Unser aktuelles Verlagsprogramm
mit weiteren Tonträgern und
Büchern von Detlev Jöcker
schicken wir Ihnen gerne
und unverbindlich zu.
**Menschenkinder® Verlag
und Vertriebs GmbH,
An der Kleimannbrücke 97,
48157 Münster
Tel. 02 51/9 32 52-0
Fax 02 51/32 84 37
E-Mail: info@menschenkinder.de
http://www.menschenkinder.de**

➜ **Mit Hörproben sämtlicher Lieder!**

Menschenkinder®